Field Guide to Fracture Management

骨折现场急救处理指南

〔美〕Richard B. Birrer
Robert L. Kalb 主 编

孙志明 刘 林 主 译

李世民 刘林涛 王宝奎 副主译

Lippincott Williams & Wilkins Inc. 授 权

天津科技翻译出版公司出版

著作权合同登记号：图字：02-2006-31

图书在版编目(CIP)数据

骨折现场急救处理指南/(美)理查德(Richard,B.B.),(美)罗伯特(Robert,L.K.)主编；孙志明等译.—天津：天津科技翻译出版公司，2007.5

(临床实践丛书)

书名原文：Field Guide to Fracture Management

ISBN 978-7-5433-2176-2

Ⅰ.骨…　Ⅱ.①理…②罗…③孙…　Ⅲ.骨折-急救　Ⅳ.R683.059.7

中国版本图书馆 CIP 数据核字（2007）第 058148 号

ISBN 0-7817-3536-X

授权单位：Lippincott Williams & Wilkins
出　　版：天津科技翻译出版公司
地　　址：天津市南开区白堤路 244 号
邮政编码：300192
电　　话：022-87894896
传　　真：022-87895650
网　　址：www.tsttpc.com
印　　刷：山东新华印刷厂临沂厂
发　　行：全国新华书店
版本记录：850 × 1168　32 开本　5.5 印张　118 千字
2007 年 5 月第 1 版　2007 年 5 月第 1 次印刷
定价：20.00 元

(如发现印装问题，可与出版社调换)

译校者名单

主　译　孙志明　刘　林

副主译　李世民　刘林涛　王宝奎

译校者　(按姓氏笔画排列)

王宝奎　叶伟胜　师云旺

孙志明　刘　林　刘林涛

李世民　李鑫鑫　孟华鹏

郝永宏　曹红彬　蔡　昊

魏万富

作者名单

Richard B. Birrer, M.D., F.A.A.F.P., F.A.C.S.M.

Professor of Medicine
Cornell University Joan and Sanford I. Weill Medical College and Graduate School of Medical Sciences
New York, New York
President and CEO
St. Joseph's Healthcare System
Paterson, New Jersey

Garrick A. Cox, M.D.

Chief Orthopaedic Resident
Department of Orthopaedic Surgery
Seton Hall University
St. Joseph's University Medical Center
Paterson, New Jersey

Manish K. Gupta, M.D.

Chief Orthopaedic Resident
Department of Orthopaedics
Seton Hall University
St. Joseph's University Medical Center
Paterson, New Jersey

Robert L. Kalb, M.D.

Adjunct Professor
University of Toledo
Orthopedic Surgeon, Clinical Instructor
Bone, Joint, and Spine Surgeons
Toledo, Ohio

David V. Lopez, M.D.

Chief Resident
Department of Orthopaedics
Seton Hall University
St. Joseph's University Medical Center
Paterson, New Jersey

Arthur W. Pallotta, M.D.

Resident
Department of Orthopaedics
Seton Hall University
St. Joseph's University Medical Center
Paterson, New Jersey

Mark M. Pizzurro, M.D.

Resident
Department of Orthopaedic Surgery
Seton Hall University
St. Joseph's University Medical Center
Paterson, New Jersey

译者序

因各种创伤产生的骨折经常发生。近几十年来，骨折治疗的理念与技术不断进步，提高了骨折的治愈率，减少了骨折并发症的发生。由于康复理念的引进，骨折治疗后的康复正在被广大创伤骨科医师所接受，提高了骨折治疗后骨关节与神经、肌肉系统功能的良好恢复。而要达到这一目的，骨折发生后及时正确的现场急救与初期正确的处理是非常重要的。这就要求院前急救医师和在基层工作的非专科医师一定要熟悉骨折的损伤机制、影像学评估、骨折的诊断及治疗计划等，使他们能在骨折现场急救中施以正确的措施，避免增加新的损伤，并能对简单的骨折进行初期的正规处理，以期使骨折的治疗能够获得最佳的结果。

希望本书的翻译出版，能对院前急救医师、基层外科医师、年轻的专科医师有所帮助。使我们通过不断地学习，实践，再学习，再实践这样逐步提高的过程，为广大骨折患者的完全康复做好工作。

天津医院创伤骨科主任　主任医师　教授

马宝通

2007年3月1日于天津医院

序

对繁忙的开业医师来说，肌肉骨骼系统疾病常被视为“猛虎”。尤其是骨折，由于在医学院校的基础医学和临床医学教育中，关于这方面的学习时间很少，使其常常难以诊断和治疗。尽管一些科室有学习骨科的时间，但经典的方法是继续教育课程和实际的训练，只有通过学习和练习，住院医师才能有清楚的认识，并能处理常见的骨折。骨折内容涵盖从工业环境中常见的长骨骨折到运动或娱乐活动所造成的隐性应力骨折。处理运动和职业损伤造成的骨折的能力至关重要，因为开业医师负责软组织损伤的治疗、康复程序和全部重返运动和工作的训练，就像“航船的船长”。这本专业指南为繁忙的开业医师而设计，旨在治疗骨折时能够简捷地提供流行病学、损伤机制、病情描述、影像评价、诊断和治疗计划，以期获得最佳结果，尽可能减少内在的缺陷。让我们一起阅读，一起享受学习过程，一起走向成功。

Richard B. Birrer, M.D., F.A.A.F.P., F.A.C.S.M.

Robert L.Kalb, M.D.

致 谢

在此作者感谢Lippincott Williams & Wilkins的工作人员，尤其是Danette Somers，Mary Choi和Alicia Jackson。感谢新泽西州帕特逊市圣约瑟夫大学医学中心骨科的教职员和住院医师。

单位的换算方法：

1 英寸＝2.54 厘米＝0.0254 米

1 英尺＝30.48 厘米＝0.3048 米

1 磅＝0.454 千克

目录

第1章

诊所骨折处理的介绍

Robert L.Kalb

初级医师可以在诊所处理很多种骨折，且能获得良好效果。知识水平及受训练程度的高低，决定了你处理复杂骨折的能力。本章将讨论有关骨折处理技术的各方面问题，包括教育、培训、病例选择及骨科医师会诊。骨折治疗的保险代码及赔付信息均包括在内，可作为一个快速查询参考。

教育与培训

骨折处理的培训可通过课程学习及教师指导来完成。本手册可作为参考的重要工具，也可作为实习阶段及开始行医时的一个指导。笔者同时也可推荐附加课程及安排指导教师。

课程

密歇根州梅兰德的国家程序学院(www.npinstitute.com）提供指导初级医师学习的骨科教程。学院的创始人，Jack Pfenninger是一名家庭医师，在培训教育方面有很高的威望。课程包括石膏和夹板的应用、阅读X线片及决定骨折治疗的方法等。

师资

有骨科医师参加的教师队伍是培训获得成功的最好保证。培训之前，你应知道自己能参加多长时间的培训，想达到什么样骨折处理的水平。若需要安排指导教师，请与Robert L. Kalb医学博士联系。电话：(419)

472–3791，通信地址：俄亥俄州托莱多港圣弗斯特大街 3900 号 119 房间，邮编 43623。

病例选择

在处理比较复杂的骨折之前，你首先应掌握对简单骨折的处理。简单骨折是指关节外、无移位及成角畸形的骨折。复杂骨折是指波及到关节（关节内骨折）或者是有移位、成角畸形，可能需要复位的骨折。

对儿童骨折与成人骨折的处理迥然不同。儿童骨折在本书中单独介绍。病例示教包括不同骨折的治疗方法、复查的时间及骨折治疗中出现的问题等。同时也讨论骨折的特点，如创伤性骨折的表现和受力方式。例如，与日常生活中站立跌倒所致的骨折相比较，机动车所致的骨折伴有较多的软组织损伤，出现如神经血管损伤及骨筋膜间室综合征等并发症的机会更多。初级医师不可能处理所有骨折，有些骨折的处理则需要请骨科医师会诊。

会诊

当某些骨折处理有问题时，应该请骨科医师会诊。如果患者有要求时，也可请会诊。

对于移位的关节外骨折，由于大多数需要复位，推荐请骨科医师会诊。如果认为关节内骨折复位不困难，你可以试行复位。如复位后关节内骨折仍有移位，则应请骨科医师会诊。

初级医师可进行桡骨远端骨折的复位。这些骨折通过指套悬吊牵引方法复位，将在第 16 章前臂与桡骨远端骨折中进行介绍。

其他需要请骨科医师会诊的骨折，包括开放性骨折和不能接受的成角畸形骨折。

赔付

常见骨折的完整保险代码及赔付明细均列在表中(表1)。手术或非手术治疗骨折的合理费用作为一个全球通用费用，包括骨折处理的常规及合理费用，以及伤后3个月内复查费用。该费用不包括更换石膏、X线检查、夹板或注射费用。在3个月复查期内，除了骨折复查的费用，如果患者有其他问题（如高血压）的费用，也是合理的费用，应该得到赔付。

表1　代码信息

病种国际分类，临床修正代码（第9版）	描述
829.0	骨折（外展）（内收）（撕脱）（压缩）（成角）（粉碎）（脱位）（斜行）（移位）（闭合）*
824.8	踝关节（内外踝）（闭合）
818.0	臂（闭合）
819.0	双臂（任何骨）（合并肋骨）（合并胸骨）（闭合）
829.0	骨（闭合）
814.00	跟骨（闭合）
810.00	掌骨（腕部）（闭合）
813.41	锁骨（闭合）
821.00	股骨（闭合）
823.81	腓骨（闭合）

续表

817.0	手，单手多个骨（闭合）
820.8	髋（闭合）
812.20	肱骨（闭合）
827.0	腿（闭合）
828.0	双腿（任何骨）（闭合）
824.8	踝（闭合）
815.00	单手掌骨（闭合）
825.25	单足跖骨（闭合）
813.03	孟氏骨折（闭合）
814.01	腕舟状骨（闭合）
733.82	骨不连
808.8	骨盆[骨](合并内脏损伤)（闭合）
826.0	单足趾骨（闭合）
816.00	单手指骨（闭合）
813.81	桡骨（单独）（闭合）
825.22	舟状骨
811.00	肩胛骨（闭合）
825.21	距骨（踝部）（闭合）
825.29	跗骨，跗骨合并同足跖骨（闭合）
816.00	单手的拇指（和其余各指）（闭合）
823.80	胫骨（闭合）
826.0	单足趾骨（闭合）
823.41	骨突
813.82	尺骨（单独）（闭合）
805.8	椎骨，椎（板）（体）（柱）（神经孔）（关节突）（棘突）（横突）（闭合）
814.00	腕（闭合）

*闭合骨折包括粉碎性骨折、骨突骨折、线形骨折、青枝骨折、压缩性骨折。

（魏万富 曹红彬 译 李世民 校）

第2章

常用的器械

Robert L.Kalb

在诊所内处理骨折需要不同的器械，本章介绍在骨折处理中常用的器械。

管型器械

管型锯

你应该非常熟悉管型锯（图2.1）的操作，以免烧伤或切割到患者的皮肤。锯片不是想象的360°转动，它仅在30°弧内前后摆动，这样可防止切到皮肤。

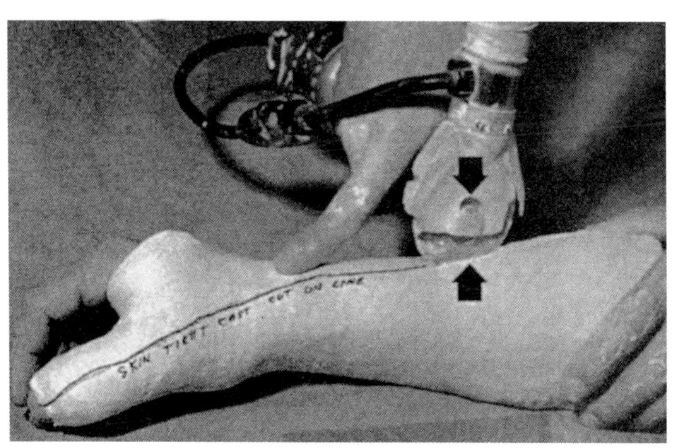

图2.1　在管型上划一条可触摸到的线。使用摆锯时，锯刃要锐利，不能过热。用一手指放在管型上作为支点，在锯转动时下压及上抬（箭头所示）。禁止沿肢体的长轴方向移动，以免切割皮肤。

操作管型锯时，用手握住锯的把柄，伸出一指接触管型作为支撑。当患者及石膏移动时，锯也随之移动。就如同给儿童做耳镜检查，手握住耳镜，同时手指接触到儿童的头部，耳镜与头成为一个整体，如果头移动，耳镜也随着移动，而不会进入耳道。管型锯正确操作技术包括：缓慢地向下压锯，穿过管型材料后立即抬起，然后沿着一条线向管型的末端移动。这样每一步切开大约1英寸，一点一点地如同穿透一层纸，垂直切开管型。如果在同一个深度沿着一条线移动电锯，可能会切到皮肤。如果锯片发热，则关闭电源冷却后再操作，防止烧伤皮肤。

管型撑开器

管型撑开器（图2.2 A，B，C）与钳子的作用方式相反。当手柄加压时，接触到管型部位反向张开，使管型锯切开的缝分开。

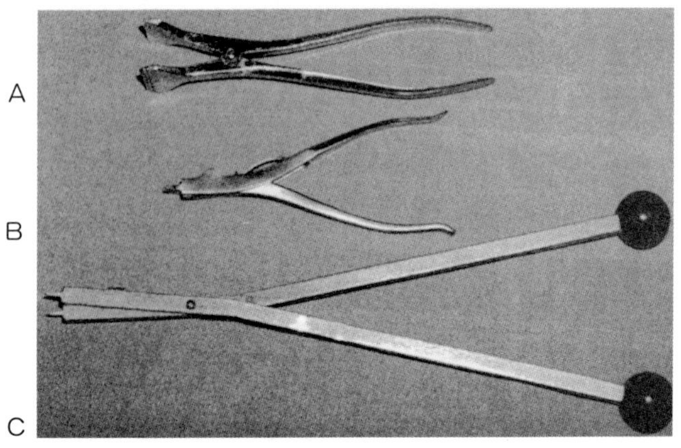

图2.2　管型撑开器。A：双手用管型撑开器。B：单手用管型撑开器，尖头设计非常有用。C：与B设计相同的双手用管型撑开器。

管型折弯器

管型折弯器（图2.2D）对于能切到皮肤或接触到皮肤的锐利管型边缘的软化或翻转很有用。类似家用的老虎钳把金属容器的边缘向外翻转一样，管型折弯器夹住管型边缘向外翻转。

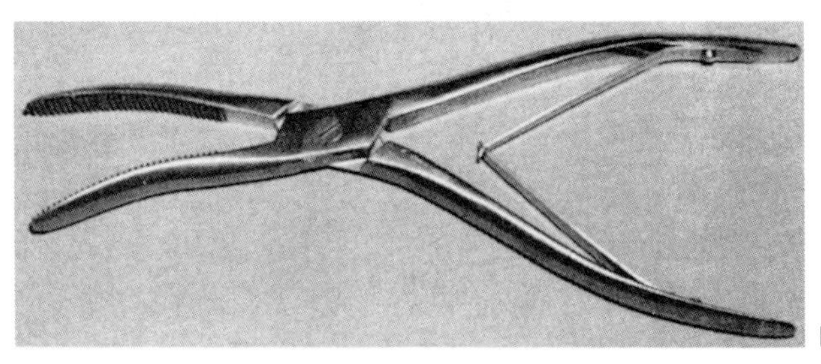

图2.2（续）　D：管型折弯器，用来软化管型的边缘。

底衬材料

网眼材料（Webril）

管型底衬是由棉或合成材料制成的。棉比合成的网眼材料（图2.3）易于使用，合成的材料成本高，使用中不易修剪。合成材料唯一的优点就是不吸水，因此在温暖、潮湿的气候里与玻璃纤维管型材料一起使用有优势。棉的网眼材料可以与玻璃纤维或石膏管型材料一起使用。

Gore－tex底衬

Gore－tex底衬（图2.4）（W.E. Gore Co., Flagstaff, AZ）可使垫衬材料与玻璃纤维管型材料一起使用，制成游泳时使用的防水管型。特别适于在温暖、潮湿的气候及夏天游泳季节使用。患者甚至可以戴着有 Gore – tex 底衬的长腿玻璃纤维管型，毫无困难地用水下呼吸器潜泳。

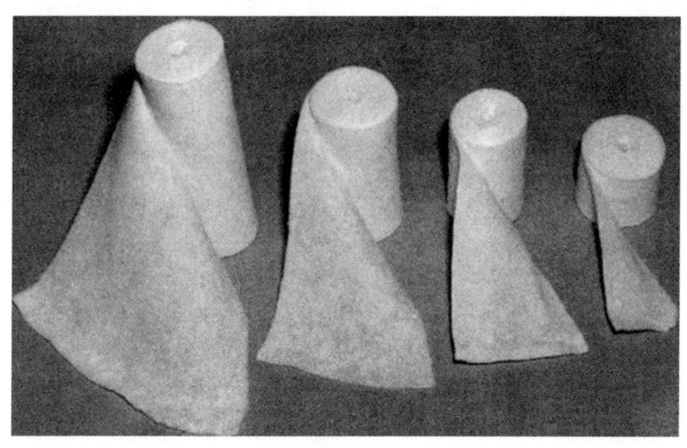

图 2.3　成卷的网眼底衬，有宽度为 2、3、4、6 英寸的规格。

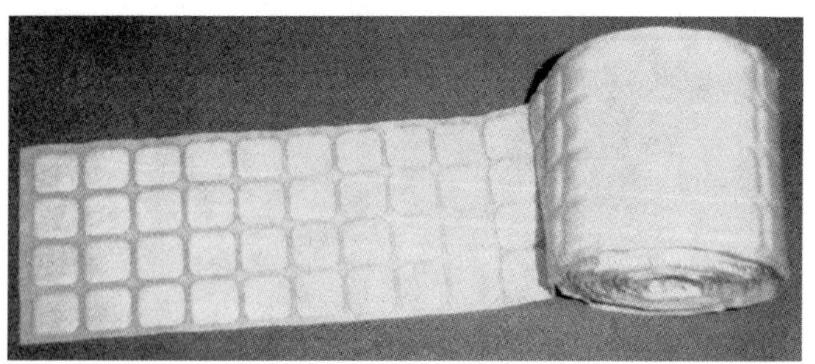

图 2.4　Gore – tex 底衬。

管型材料

玻璃纤维

与石膏相比，玻璃纤维（图 2.5）作为管型材料，更不易理顺，而且应用起来更困难。如果有受压部位，必须进行管型的开窗减压。不过它也有一些优点：质量

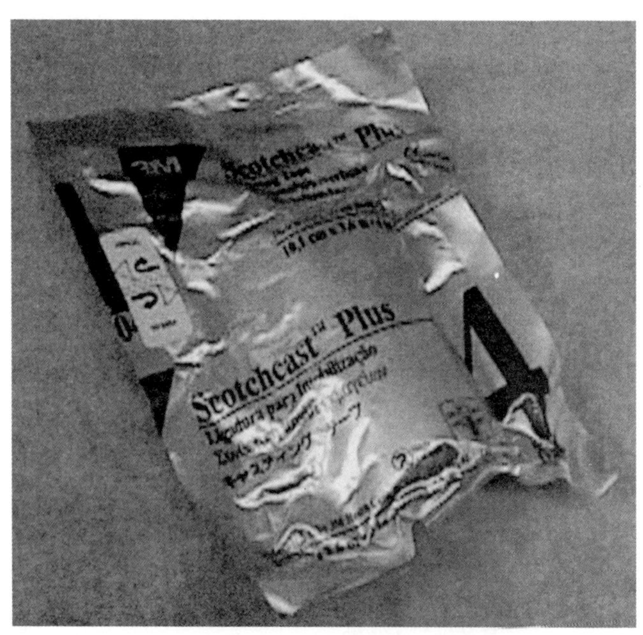

图2.5　玻璃纤维。

轻、防水、可透X线从而易于观察骨折情况。

石膏卷

与玻璃纤维相比，石膏（图2.6）价格低，有变硬成形时间长及对骨突部位如腕背侧尺骨远端产生压痛危险性小的优点。

夹板材料

玻璃纤维

制作夹板的材料与玻璃纤维卷一样，包装在防水真空铂袋中。制作夹板时，从袋中取出玻璃纤维卷，打开后平铺，按需要反复折叠数层。包装袋漏气后会起化学

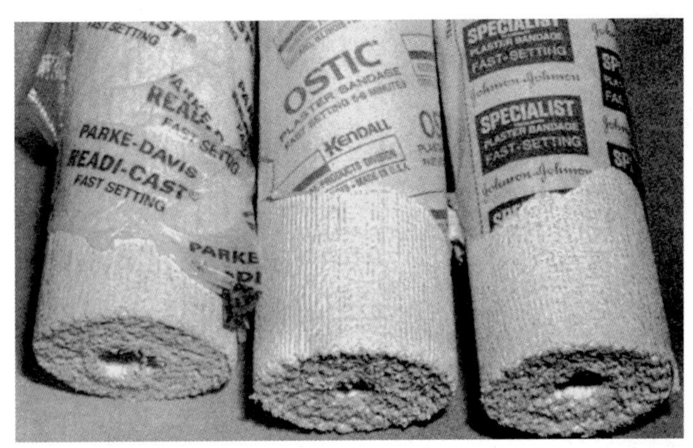

图2.6　石膏绷带卷，有宽度为2、3、4、5、6、8英寸的规格。

反应，使玻璃纤维变硬。如果打开包装后，玻璃纤维有变硬的地方，就不能使用，供应商通常会免费为你调换。

管型加强的石膏夹板

石膏夹板（图2.7）就是以石膏绷带卷为材料，打开后制作成不同宽度及厚度。石膏卷不需要真空包装，仅装在蜡纸中，比玻璃纤维存放期更长。

制作夹板的材料

制作夹板的材料有不同长度及宽度的包装规格，上有泡沫垫料附着。由于已准备好垫料，在诊所内处理骨折很理想。玻璃纤维中的泡沫垫料代替网眼垫料，带垫料夹板的材料同样也可以是一种石膏的形式。石膏形式的材料与玻璃纤维材料相比，没有优势而且价格相同。成卷的带垫料的玻璃纤维材料有封闭机制，即打开后包装可自动封闭起来保护剩下的材料。如果封闭得不好进入空气，材料一端就会变硬。不过，可将变硬的部分剪除。Orthoglass是一种带垫料的玻璃纤维夹板材料，有2、3、4、5、6英寸几种规格的成卷包装。3

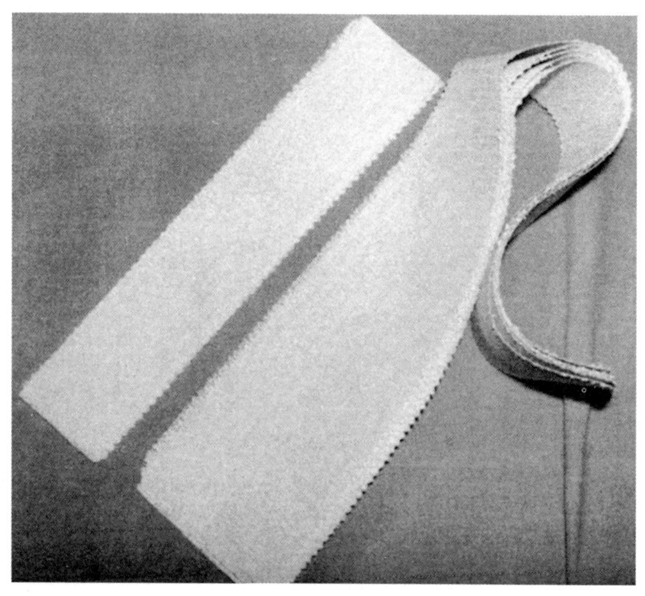

图2.7　石膏夹板有多种规格，根据情况多层重叠达到所需要的强度。

英寸和6英寸的最常用，6英寸的用于拳击骨折，也可用于小腿后侧夹板，3英寸的常用于腕部、肘部，以及上肢长夹板。

辅助工具

1.管型剪刀（图2.8）为大力的绷带剪刀，需要经常打磨使其保持锐利。为裁剪厚的材料如网眼材料、玻璃纤维或石膏等专门设计。在玻璃纤维或石膏变硬之前使用。

2.裁剪板（木质的或塑料的）（图2.9）使用油毡

裁剪刀切割石膏或玻璃纤维时，放在材料下方，起保护作用。

3.台布　用于保护地面或检查床表面，防止它们被石膏或玻璃纤维弄脏。

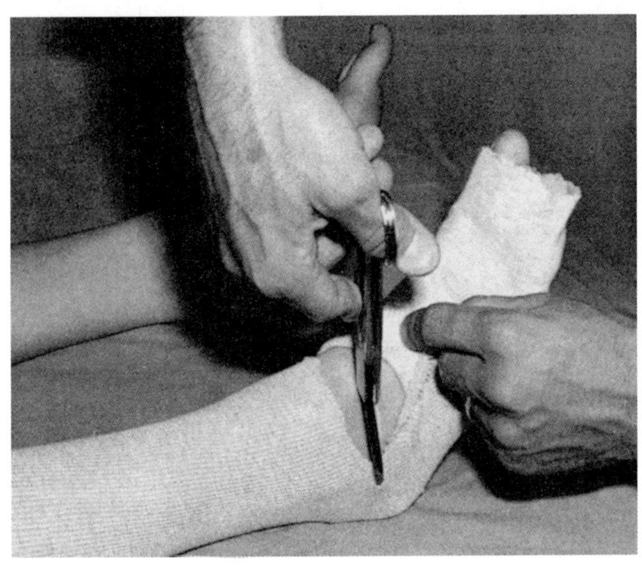

图2.8　为了避免管型衬垫起皱，剪除关节屈曲侧部分。

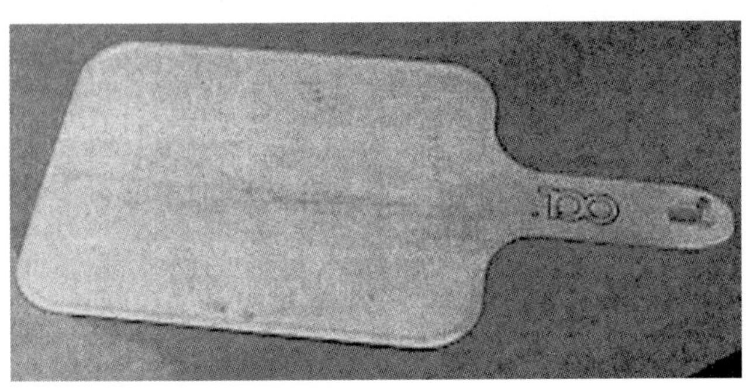

图2.9　成卷夹板材料的裁剪板。

4.手套　在用玻璃纤维操作时必须戴手套，用石膏操作时也建议戴手套。

5.润滑剂　如将K-Y膏涂在玻璃纤维管型的外层，可防止脱层。

6.大卷绷带　使用玻璃纤维制作管型时，在它变硬之前用大卷绷带缠绕非常有用。当粗糙的纤维面刺激皮肤时，大卷绷带可以在皮肤表面起保护作用。绷带如果变脏了，可以进行拆洗，然后再用于管型上，起保护及衬垫作用。

7.管型靴（图2.10）　当患者外出时，管型靴对于保护患者足趾、保持管型干燥非常重要。也可防止异物，如地上的木条或钉等进入足趾部管型末端，刺破管型而形成伤口。

8.指套（图2.11）　中国的指套是桡骨远端骨折复位的标准工具（其工作原理与玩具店或嘉年华游乐园的网套一样）。用胶布作为衬垫，使手指不会被金属材料直接牵引。

9.管型支架（图2.12）　在进行管型或夹板固定操

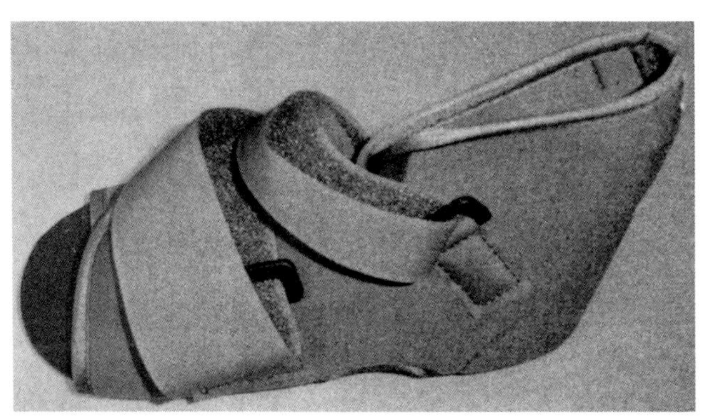

图2.10　管型靴。

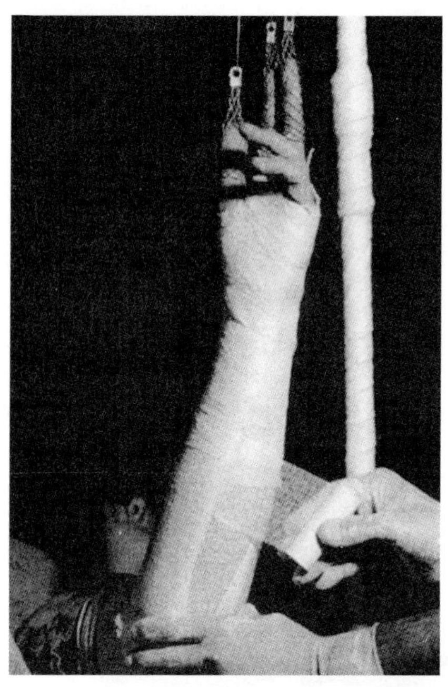
图2.11　手指网套。

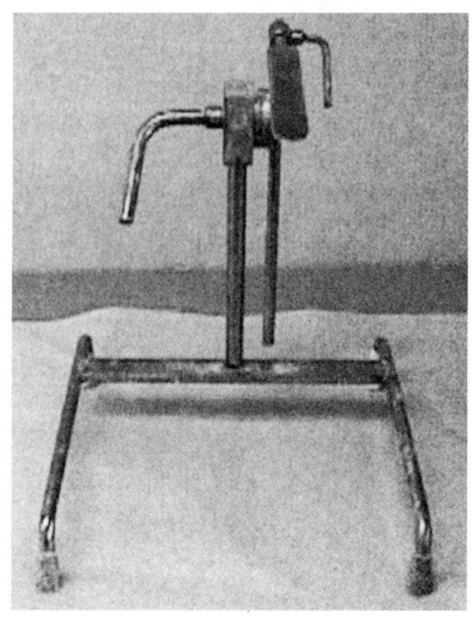
图2.12　管型支架。

作时，需要患者的踝关节成90°角，此时管型支架非常有用。患者坐在检查床边，将足放在可调高度的管型支架上。支撑足部的铁杆仅2英寸宽，0.5英寸厚。铁杆超过足趾，并在底部伸出平台用于托住足跟。在管型固定时，踝关节90°中立位使跟腱保持张力，而不会出现跖屈位固定时跟腱的挛缩和马蹄足畸形。管型变硬时，很容易将支架从管型与皮肤之间抽出。

10.角度尺（图2.13）　角度尺像一个张开的钳子，用于测量骨折的成角。可从管型供应商处买到。在X线片上用1号铅笔通过骨折部画线，测量骨折的成角。

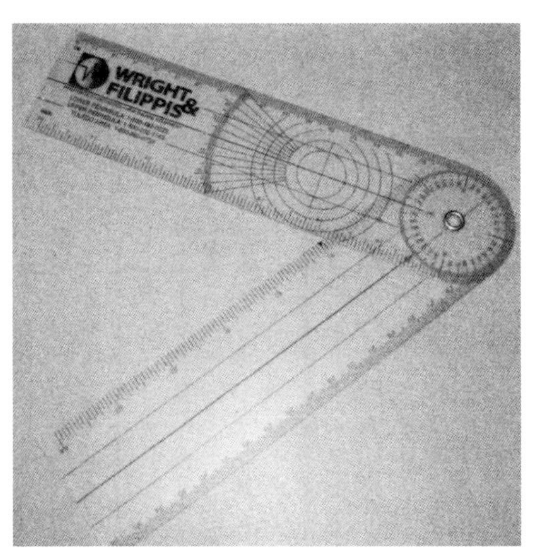

图2.13　角度尺。

（魏万富 曹红彬 译　李世民 王宝奎 校）

第3章

术语和定义

Robert L.Kalb

本章介绍有关骨折和骨折处理的术语、定义和说明。

移位

骨骼在骨折部位骨分离的程度，可以用毫米、厘米或百分比来表示。如一横断的胫骨骨折远端移位骨干直径的1/3，向后侧移位33%（图3.1）。

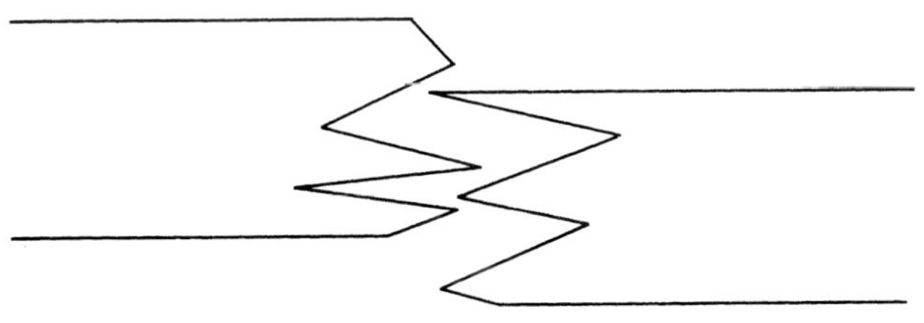

图3.1　当移位为骨干直径的30%时，称作30%移位。

骨折移位常常以近端为标准进行描述。如胫骨干骨折，远端向前移位骨干直径的50%，则称为50%前方移位。可用同样方法描述内侧、外侧及后侧的移位。

成角

骨折的成角是指在骨折部的顶点形成角度。例如，对于胫骨骨折，如果骨折部位有30°弯曲，则称为30°

成角（图3.2）。

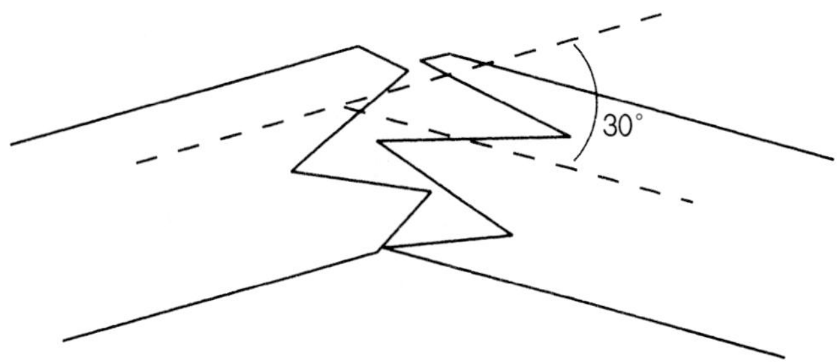

图3.2 在骨折部位轴线的交点处形成30°角畸形。

成角是根据骨折部形成角度的顶点位置进行描述的。例如，胫骨骨折部形成角的顶点在内侧，可以描述为向内侧成角30°或者描述为角的顶点位于内侧。骨折可以同时有成角及移位畸形，也可以有成角但无移位，或有移位但无成角畸形。

闭合性骨折

骨折有软组织覆盖，而且皮肤完整。大多数常见骨折都是这样。

开放性骨折（以前称作复杂性骨折）

骨折刺破皮肤，形成三种类型开放性骨折：

Ⅰ型：由于锐利的骨折尖端由内向外穿刺皮肤，致使形成小于1cm的伤口，有血液从伤口内流出。这种骨折伤口可在手术室无菌条件下进行冲洗，按闭合性骨折处理。

Ⅱ型：伤口长度大于1cm，骨折部位常常有如衣物、地毯等纤维异物污染。这种骨折常常需要急诊手术室无菌条件下进行冲洗及清创。

Ⅲ型：伤口长度大于5cm，常常需要急诊手术进行伤口冲洗及清创。因从Ⅰ型到Ⅲ型所有开放性骨折都存在感染的可能，所以均应请骨科医师会诊。

粉碎性骨折

粉碎性骨折由两个以上骨折块构成：骨折后除裂成两个主要骨折块外，还有第三个骨折块。常因第三个骨折块的形态而将其描述为蝶形骨块。

粉碎性骨折通常为高能暴力损伤，由于高能暴力会导致骨的供血破坏，易出现骨折不愈合。它们还常常伴有软组织损伤、血肿、骨筋膜间室综合征及皮肤问题。这类骨折比较复杂，需要请骨科医师会诊。

病理性骨折

病理性骨折通常是因不能引起骨折的轻微外伤而发生的骨折。如骨质疏松、骨囊肿、肿瘤及感染这些情况都易使骨骨折。

病理性骨折有一个独特的骨折类型，类似剥开的香蕉，在折断时分成两个相同的部分。骨折为横断而且不粉碎，特别像一段粉笔折断后成为两个部分。

在正常骨中极少出现这类骨折。转移至骨的肿瘤来源于卵巢、睾丸、肺及前列腺。除了来源于前列腺的癌，其他均表现为溶骨。前列腺癌是成骨肿瘤，可增加骨密度。由于新骨形成不是按力线生长，所以骨质非常脆弱。骨转移癌很少出现在肘及膝关节以远部位。如果在肘及膝关节以远部位出现骨破坏，极少考虑为转移癌。

如果患者超过50岁，主诉夜间疼痛则考虑是否由于转移癌出现的骨痛。进行骨扫描，如果考虑感染，则用三阶段骨扫描来确定诊断。夜间疼痛症状是一个红色的危险信号。

由于卧床及瘫痪出现的废用性骨质疏松也可以出现病理性骨折。当患者瘫痪，股骨及胫骨不能负重，骨缺少应力刺激，结果骨质变弱，骨质疏松，存在骨折的危险。对于一个长期卧床患者，翻身时出现股骨骨折很常见。骨皮质像鸡蛋壳一样薄。此类骨折采用柳木夹板治疗，与正常骨愈合速度一样。骨质疏松骨骼的骨折不比正常骨骼骨折的愈合速度慢。常常由于使用可的松使骨折愈合减慢。

应力性骨折

应力性骨折出现在骨对于应力做出反应进行塑形时。当应力反复作用于骨骼，而骨骼不能承受反复的应力时，就会出现快速的骨吸收/塑形与骨破坏之间的反应。如果应力持续，骨塑形过程中骨破坏速度大于新骨形成的速度，可引起局部疼痛及功能受限。活动受限是一种保护性机制，可以使骨愈合速度加快而不再继续出现骨的破坏。应力性骨折能够愈合，在随访过程中通过X线可以看到新生骨。

如患者感到疼痛超过3周，骨折扫描可以确认是否有应力性骨折。磁共振影像（MRI）检查对于应力性骨折的诊断具有敏感性及特异性。如股骨颈的应力性骨折用 MRI 检查可以立即得到诊断，但骨扫描则需要3周才能表现出来。

复位

复位是将移位的骨折或脱位的关节回复到原来的位置。拉直的原则适用于所有的骨折复位。两点之间，直线距离最短。如果一个玩具火车出轨，要使各节车厢摆成直线，最容易的方法是牵引车头及车尾。与之相似，当骨折或脱位复位时，沿肢体的长轴方向牵引，通过拉直在骨折块或关节上附着的肌肉成一直线，进而复位。

（魏万富　曹红彬　译　孙志明　校）

第4章

脊柱骨折

Mark M. Pizzurro, Robert L.Kalb

脊柱损伤会引起永久性的神经功能障碍，也可能会危及生命。脊柱是由若干个椎骨被软骨盘隔开，通过许多韧带的全力支持组成的。这些结构包围并保护着脊髓。脊柱按解剖部位可以分为4个部分，即颈、胸、腰及骶部。除颈1之外，所有椎骨均有椎体、椎弓根、椎板、关节突、横突、棘突。椎间盘是由周围的纤维环及中央髓核构成，纤维环可以保持张力防止髓核突出。

颈椎

颈椎的第一节和第二节分别称为寰椎及枢椎，与其他的椎骨相比较，有不同的解剖形态及功能，允许颈椎完成主要屈曲及旋转功能。正因为如此，颈1、颈2容易受到特殊的应力及损伤。

在发生机动车交通事故、潜水损伤或从高处坠地时，颈椎骨折的危险性很大。当患者处在用药、酗酒或昏迷的情形下，颈椎骨折漏诊的危险也在增加。

损伤机制

损伤机制包括：伸屈、旋转、扭转、轴向负荷及压缩暴力。伸屈损伤常发生于机动车交通事故，且颈椎非常不稳定。轴向负荷损伤是由于重物落到头部或当潜入浅水时身体重力作用于头部与颈部所致。

诊断

诊断时首先应考虑的是损伤机制。当出现伸屈或轴向负荷损伤时，必须怀疑是否有颈椎损伤。体检时在颈部周围的软组织或棘突处可能会有压痛，颈部肿胀及淤斑可能预示着严重的损伤。头部的创伤、淤血及裂伤提示有暴力传导到颈部。昏迷可能会掩盖疼痛和神经损伤。

影像学检查

如果有颈椎损伤的可能，就应立刻做颈椎的放射学检查，包括开口位、前后位、侧位（显示7个颈椎）及斜位。如果怀疑有颈椎的半脱位、脱位或骨折就应该进行CT扫描。对于肥胖及肌肉丰富的患者，当标准的侧位像不能完全显示下颈椎时，可以通过游泳位或者肩下沉位检查。即检查者站在床尾，向下拉住患者的双手，使肩关节不阻挡脊柱。

颈椎的侧位像一个是非常重要的影像。必须对软组织进行检查，以观察脊柱前侧和气管后侧的软组织是否移位或者变宽。锥体的前缘、后缘及棘突的排列应该是连续的。如果不连续即意味着有骨折、半脱位和脱位。侧位像也可以显示出棘突的骨折。开口位可以观察颈2的锥体、齿状突及颈1、颈2关节之间的关系，出现任何异常都必须进行CT扫描。

初步治疗

所有颈椎损伤的患者都应该带硬的围领并完成影像学检查。滚动患者时要小心。治疗从创伤的ABC复苏程序开始。要进行完整的神经功能检查，包括末梢反射及肛门括约肌反射检查。

最终治疗

当患者病情稳定且全部的颈椎X线片检查完毕，也许需要进行MRI或者伸屈位的X线检查，以便进一步明确诊断。

棘突骨折表现为棘突压痛，代表低能损伤。这些所谓的铲土工骨折可以在颈椎侧位像上看到。这些撕脱骨折是由于颈椎极度的屈伸所致。在历史上，美国左治亚州的监狱犯人在用铁锹挖黏土修路时引起颈椎突然伸曲，损伤到他们的颈部。这些损伤都是稳定的，可以用软的围领对症治疗。

其他所有的颈椎损伤需要转诊。

会诊时机

对所有昏迷、有神经损伤或脊柱畸形的颈椎损伤患者均应进行会诊。

胸椎

胸椎由12块椎骨组成，有12根肋骨与椎体的横突形成关节。由于肋骨形成胸腔，胸椎比颈椎和腰椎更坚强。这段的脊髓损伤能够引起截瘫，由于肋间肌受到影响而呼吸困难。最常见的损伤机制是压缩暴力。

损伤机制

与颈椎相似，有伸屈、旋转、扭转、轴向负荷暴力。可因从高处坠落、潜水、交通事故或跳高所致损伤。在发生机动车交通事故时，安全带的牵拉会导致伸屈损伤。大多数损伤出现在骨质疏松的老年人，是由于轻微的屈曲暴力所致。

诊断

根据损伤机制来怀疑是否可能出现脊柱骨折。患者主诉后背部疼痛。棘突部可能出现淤血或压痛。棘突部的剧烈压痛表示屈曲损伤时棘上韧带断裂。当胸椎骨折时，会损伤走行于肋骨下的肋间神经，引起根性神经痛。在发生机动车交通事故或从高处坠落这样的高能损伤时，可能会合并下肢的骨折与脱位，因此要对踝关节及足部进行仔细检查，以防漏诊。

影像学检查

胸椎的正侧位像可以显示胸椎的棘突骨折、椎体的压缩性骨折及合并的肋骨骨折。当怀疑或确诊有胸椎损伤时，还应对脊柱的其他部位进行影像学检查，以排除其他损伤。

初步治疗

初步治疗包括用脊柱板保护及神经功能检查。

最终治疗

胸椎的轴向负荷会引发胸椎的压缩性骨折或后凸畸形。驼背畸形是在胸椎压缩性骨折部位出现的急性畸形。每节胸椎压缩性骨折会使肺功能至少减少3%。尤其是对于老年人，骨质疏松易致出现多节段压缩性骨折，合并有慢性呼吸道阻塞的吸烟患者更为明显。通常凭椎体高度丢失的情况及椎体歪曲的程度来决定是否采用手术固定、畸形矫正或支具治疗。支具是最常用的三点固定脊柱方法，不论患者是否下地，至少固定6周。

多处压缩性骨折可能是由于患有浆细胞瘤或多发骨髓瘤，表现为血清谷草转氨酶升高、血沉加快、贫血等。血清或尿的免疫电泳分析可用于多发骨髓瘤的诊断。

对于选择性病例，压缩性骨折可采用后突成形术。手术可在用镇静剂局部麻醉下进行。用球囊撑起椎体终板，恢复椎体的高度，然后注入骨水泥维持骨折复位。注入骨水泥时在X线透视下进行监视，确保不流出椎体外或进入椎管。骨折的稳定性及畸形程度，决定了治疗的方式。对于稳定、不严重的损伤，仅需要胸腰骶部的外固定支具固定即可（图4.1）。

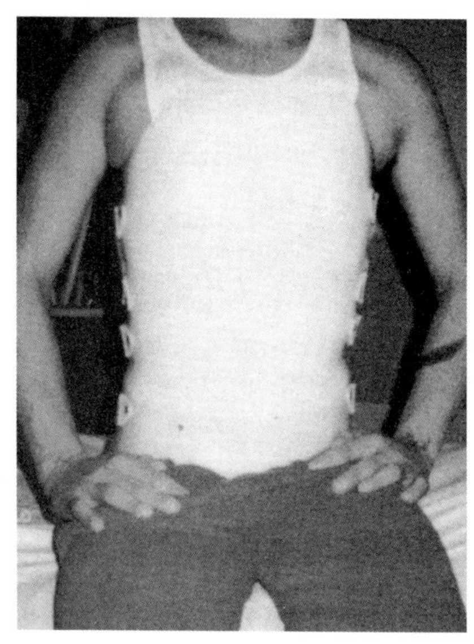

图4.1　从前侧观看穿戴胸腰骶部的外固定支具，注意髂嵴处外形。

会诊时机

对于多节段压缩性骨折、椎体高度丢失50%的单节段压缩性骨折或合并有顽固性疼痛的患者需要会诊。

腰椎

五节腰椎最大。通常与反复受伤有关的两种损伤是椎体前移和椎骨滑脱。

损伤机制

由于机动车交通事故和高能损伤引发的伸屈、扭转，或高处坠落、潜水中的轴向负荷引起的压缩性骨折或爆裂骨折。

诊断

检查时，可能会出现棘突的淤血或压痛。单独的下肢神经功能障碍，说明有腰椎损伤。在腹部可能会出现安全带保护部位的红肿或淤血。对于昏迷患者高度怀疑腰椎损伤时，在影像学检查中要进行保护固定。

影像学检查

标准的腰椎正侧位像可以显示腰椎的病理改变。正位像中如果少了一个椎弓根，即猫头鹰眨眼征，是因为肿瘤转移侵犯了骨皮质。正位像还可容易地看到横突骨折。侧位像可以清楚地看到压缩性骨折、爆裂骨折及脱位。椎体前移是指椎体之间水平移位，可以通过侧位像诊断。

关节突骨折

椎骨脱离是用来描述关节突骨折的一个术语。关节突为椎体的一部分，使椎骨后部以关节连接。青年人由于此处应力性骨折常常出现溶解，对于后背痛患者可以通过腰椎像最好是斜位像进行诊断。这通常是由于长期反复过伸而致的损伤，几乎不会因突然暴力而引起。足球比赛巡边员及体操运动员常常会有反复过伸的动作。反复的应力可以导致应力性骨折及腰5关节突溶解。如果在平片上显示出关节突溶解，则已没有愈合的机会。

治疗包括控制体重、戒烟、有氧条件下锻炼、行走、游泳、骑车及应用抗炎药物。手术融合是最后的方法，而且只用于疼痛不能容忍且保守治疗无效的患者。在工作中使用腰背支具保护，避免经常弯曲、俯身、扭曲及抬重于20磅的物体。在成人中可偶尔发现腰椎滑脱，与正常无滑移人群相比，其腰痛比例并没有增加。通常患者可以从事需要部分体力的职业，如消防队员或警察工作。如果没有症状可不限制进行体力劳动。

初步治疗

与胸椎一样，腰椎损伤后需要用平板进行保护，搬动患者时需要滚动。要进行全面神经功能及肛门括约肌的检查。如果是从高处坠地的压缩暴力损伤，则需检查跟骨及跖附关节是否损伤。

腰椎有正常的生理弯曲，弯腰时前曲消失而出现后曲。如果肌肉痉挛，弯腰时，前曲不会向相反方向改变，成为后突畸形。不能向相反方向变化是肌肉痉挛的唯一客观表现，应做详细记录。如果没有该表现，则不能诊断为肌肉痉挛。

爆裂骨折多是由于轴向负荷所致，如跳伞及机动车交通事故。此类损伤后脊柱极不稳定，椎体骨折块向后突入椎管。

最终治疗

治疗包括手术及支具治疗。支具就像胸椎中描述的一样，可以包括胸椎、腰椎和骶椎一起三点固定稳定腰椎。

会诊时机

对合并有神经损伤的腰椎骨折需要会诊。

骶骨骨折

骶骨骨折常常出现在骨盆骨折中，通常为高能损伤，可以出现神经损伤而影响膀胱及肛门括约肌的功能。

大多数单独的骶骨骨折稳定且可通过卧床休息进行治疗，然后在健侧下肢负重下逐渐进行活动。合并骨盆骨折的骶骨骨折将在第5章中进行介绍。对于有移位或合并神经功能障碍的骶骨骨折均应会诊。

并发症

任何瘫痪或在治疗中制动的患者均有出现深静脉血栓的危险，因此应考虑放置下腔静脉滤器。

（魏万富 曹红彬 译 孙志明 校）

第5章

骨盆骨折

Mark M. Pizzurro, Robert L.Kalb

骨盆骨折包括的范围较广，从简单的耻骨支骨折到危及生命的开放性骨折。低能损伤常常导致耻骨支骨折，仅需要对症治疗。相反，由机动车交通事故所致的高能损伤则可出现骨盆的开放性骨折、髋臼骨折合并髋关节脱位，及不稳定的骨盆环骨折。

骨盆由骶骨及两块无名骨构成。坐骨、耻骨及髂骨融合于髋臼部三向软骨形成无名骨（图5.1）。骨盆前环包括坐骨支及耻骨支，二者汇合于耻骨联合。站立时，身体重量经骶骨、髂骨、髋臼到坐骨，但不影响耻

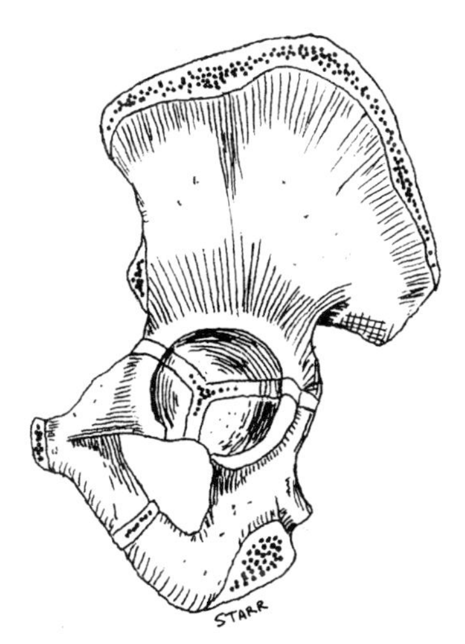

图5.1　未发育成熟的骨盆及三向软骨。

骨支（图 5.2)。骨盆后环由两块无名骨通过坚固的骶髂关节进行连接。

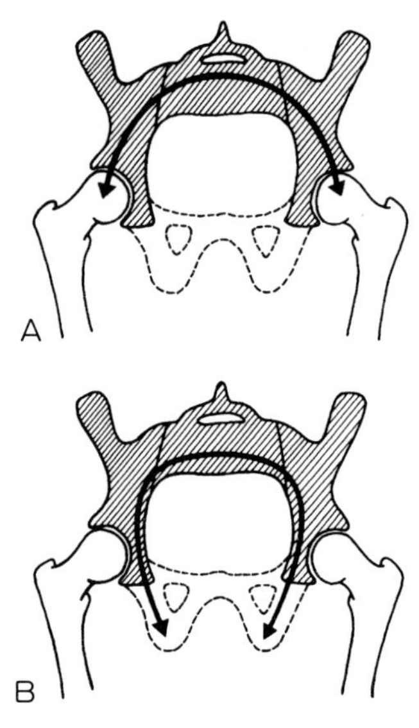

图 5.2　站位(A)及坐位(B)骨盆的负重弧。

有一种损伤称为撕脱骨折，常常发生于骨骼发育不成熟患者有肌肉附着的二次骨化中心，该部位被称为骨突。此骨突有生长功能，但不参与骨骼的长度生长。图 5.3 显示骨盆上的肌肉附着点。撕脱骨折是由于运动时，肌肉强力的收缩或反复损伤所致。青少年骨盆的撕脱骨折，因缝匠肌的收缩而常常出现在髂前上棘。与之相似，不多见的是由于股直肌的收缩导致髂前下棘撕脱骨折。运动员跨栏或体操运动员在分腿动作时会出现坐骨结节的撕脱骨折。坐骨结节在25岁才融合，因此在成人中仍可出现撕脱骨折。

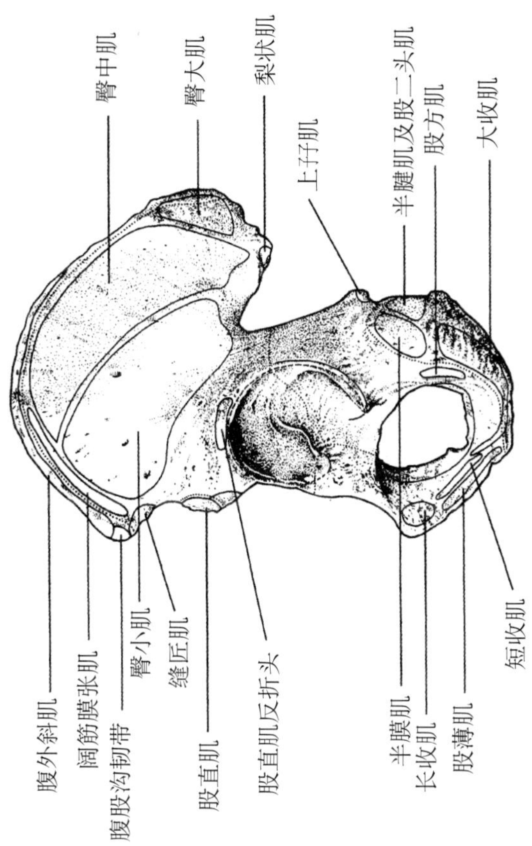

图5.3 骨盆左侧无名骨外侧观。注意髂骨、坐骨及耻骨上的肌肉附着点。

髋臼骨折是骨盆骨折中的一个单独部分，常常由于高能损伤所致，并伴有其他部位的骨折。髋臼骨折是不同于其他骨盆骨折的关节内骨折，因此需要尽可能解剖复位。更严重者还可合并髋部的骨折与脱位，如果不能早期复位，会出现股骨头的缺血性坏死，因此需要急诊处理。

损伤机制

骨盆骨折可以是高能量或低能量的损伤。低能损伤的耻骨支骨折，可由于骨质疏松患者跌倒或青年人从高处坠落所致。撕脱骨折出现在运动中，由于肌肉强力的收缩，使骨盆肌肉附着点撕脱。

绝大多数高能损伤由机动车交通事故所致。其他常见的原因有行人与机动车相撞或从高处坠落。高能损伤的骨盆骨折可伴有危及生命的损伤，如大出血，尿道、膀胱破裂及肠穿孔等。

诊断

对于发生机动车交通事故、行人与机动车相撞或从高处坠落的患者，主诉骨盆部疼痛或血压不稳定均要怀疑是否骨盆骨折。这些患者可能有尿道流血，骨盆处有开放伤口或骨盆及会阴周围有淤血。活动下肢出现髋部或腹股沟部疼痛。对于有低能损伤病史的患者，可能会由于髋部疼痛而站立、负重行走困难。骶骨或骶髂关节的损伤引发局部压痛，挤压时加重。髋关节骨折及脱位时腹股沟部疼痛，并在旋转下肢时加重。

影像学检查

骨盆前后位像是评估骨盆损伤的一个部分，必须仔细观察，由于重叠有些骨折可能看不清楚。当有骨盆骨折时，应摄骨盆入口位（向尾侧斜45°）及出口位（向头侧斜45°）片（图5.4和图5.5）。如果有髋臼骨折，则应摄骨盆内、外斜45°像，即髂骨斜位和闭孔斜位像(图5.6~图5.9)。这些投照位置像可以观察到髋臼的前后壁及前后柱。

初步治疗

对于血压稳定的患者，应进行彻底的评价，包括普通的X像及CT扫描检查。还应进行血红蛋白检查并且24小时复查1次，直到血压稳定。单独的耻骨支骨折是稳定骨折，只要能忍受疼痛，即可下地负重行走。不过大多数这样的患者需要住院进行止痛及理疗。对撕脱骨折可通过卧床休息、冰敷及止痛来处理。

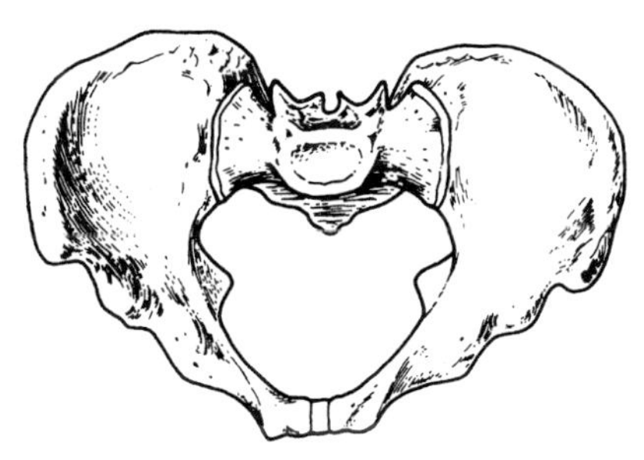

图5.4　骨盆入口像。

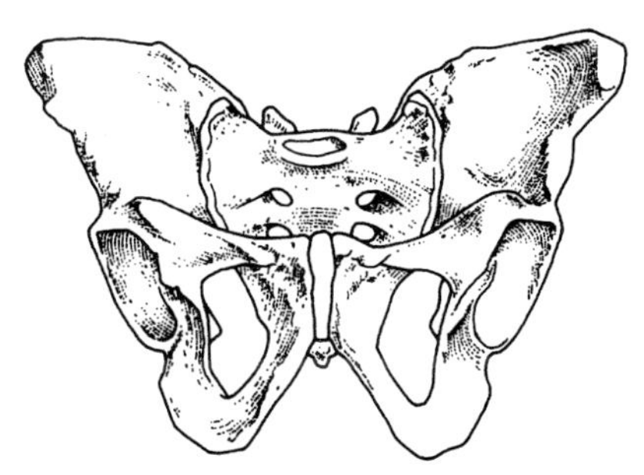

图5.5　骨盆出口像。

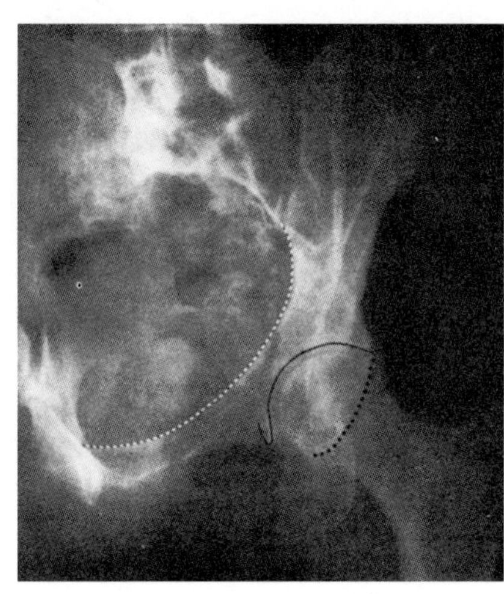

图5.6 左侧骨盆的闭孔斜位像。将患侧骨盆垫高45°，射线向头侧倾斜15°，对准髋关节进行投照。

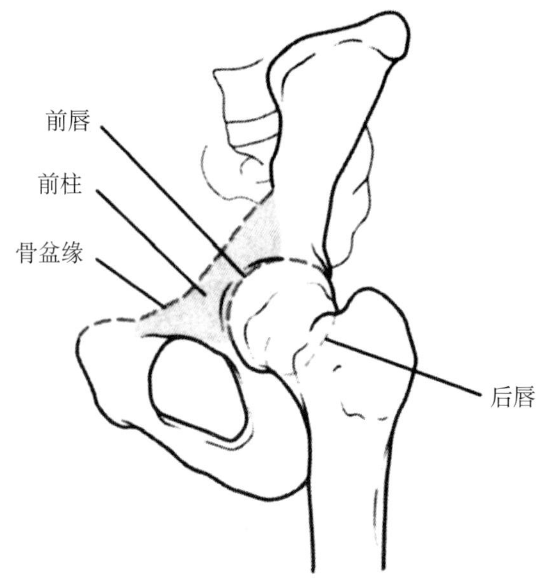

图5.7 闭孔斜位像线图。在此位置可清楚地显示骨盆的上缘、髋臼的前柱及后缘。

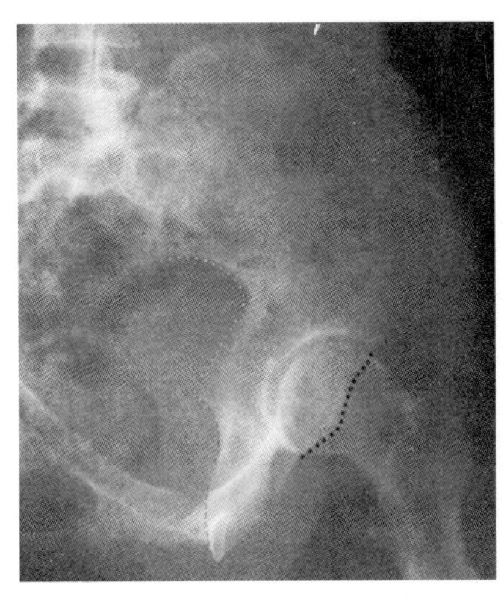

图5.8　左侧骨盆的髂骨斜位像。将健侧骨盆垫高，外旋45°，投照。

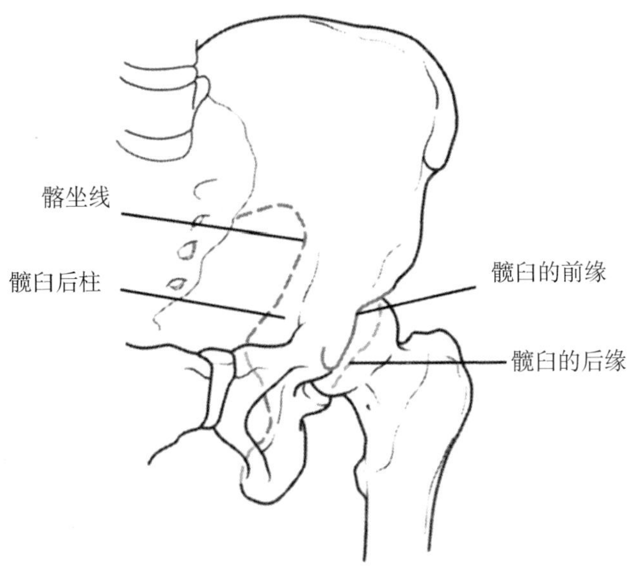

图5.9　左侧骨盆的闭孔斜位线图。此位置可清楚地显示髋臼的后柱、髂坐线、髂嵴及髋臼的前缘。

对于高能损伤患者，由于常常合并其他部位的损伤，所以要进行全身骨骼的检查。开始就需要采用创伤的ABC复苏程序进行处理。复苏及补液是两个非常关键的措施。夹板及外固定器可应用于骨盆开书本样损伤伴出血的血压不稳定患者（图5.10）。

最终治疗

低能损伤包括耻骨支骨折、坐骨支骨折及撕脱骨折，需要对症治疗。对老年患者可给予除痛及理疗，一般需要数天即可恢复活动，几周后逐步进行负重。对于髂前上棘或髂前下棘撕脱骨折，将髋关节置于屈曲及外展位。坐骨结节撕脱骨折则将大腿伸直并外旋位转动。

会诊时机

几乎所有骨盆骨折患者都需要会诊治疗。对所有

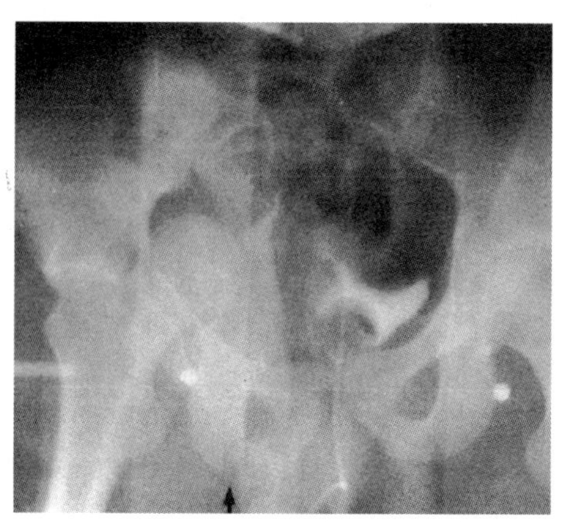

图5.10　23岁，男性。左髋关节T形不稳定的骨盆环骨折合并有髋关节中心脱位。注意膀胱向左侧移位，骨折线通过左侧坐骨下支（箭头所示），提示为T形骨折。需要进行全身麻醉，将股骨头从骨盆内复位。

高能损伤均应立即请骨科医师会诊。对于髋关节脱位，由于有股骨头缺血性坏死的危险，因此必须在几小时内进行紧急处理。

并发症

骨盆及髋臼骨折有几个严重的并发症。由于骨盆骨折干扰血管且治疗需长时间制动，因此存在血栓形成的危险。应该使用下肢静脉泵装置。需要预防用药及放置下腔静脉滤器。使用抗凝药物之前要考虑有内出血可能。感染也是一个主要的并发症，常继发于肠管破裂，死亡率高达50%。髋臼及骨盆骨折畸形愈合会导致慢性疼痛、下肢不等长、跛行、下坐困难及骨盆出口狭窄等并发症。对于髋臼骨折，股骨头存在着很大的缺血性坏死的危险。关节内骨折还有出现创伤性关节炎的危险。

（魏万富 曹红彬 译　李世民 孙志明 校）

第6章

股骨骨折

Mansish K. Gupta, Robert L.Kalb

股骨颈骨折

在每年出现的280 000例髋部骨折中，股骨颈骨折占第二位。常出现在两种人群中，5%是高能损伤的青年人，95%是骨质疏松的老年人。

损伤机制

老年人发生股骨颈骨折是由站立时跌倒所致。有三种常见的机制：

1.跌倒时大转子直接受到撞击。

2.突然用力外旋增加负荷。

3.自发完成的应力性骨折使患者跌倒(骨质疏松严重使发病率上升)。

诊断

患者出现几周髋关节疼痛，而后由于应力性骨折而突然跌倒。无移位的骨折可出现行走时疼痛，而移位的骨折则不能行走。检查时下肢外旋短缩畸形，触摸及活动时髋关节疼痛。

影像学检查

应该用普通的正、侧位像评价骨折线及关节退行改变。如果高度怀疑骨折但看不到骨折线，则应进行MRI检查（图6.1）。

初步治疗

卧床，5磅重量牵引患肢以防止骨折移位。使用静脉泵及抗凝药物低分子肝素预防血栓形成。在手术前

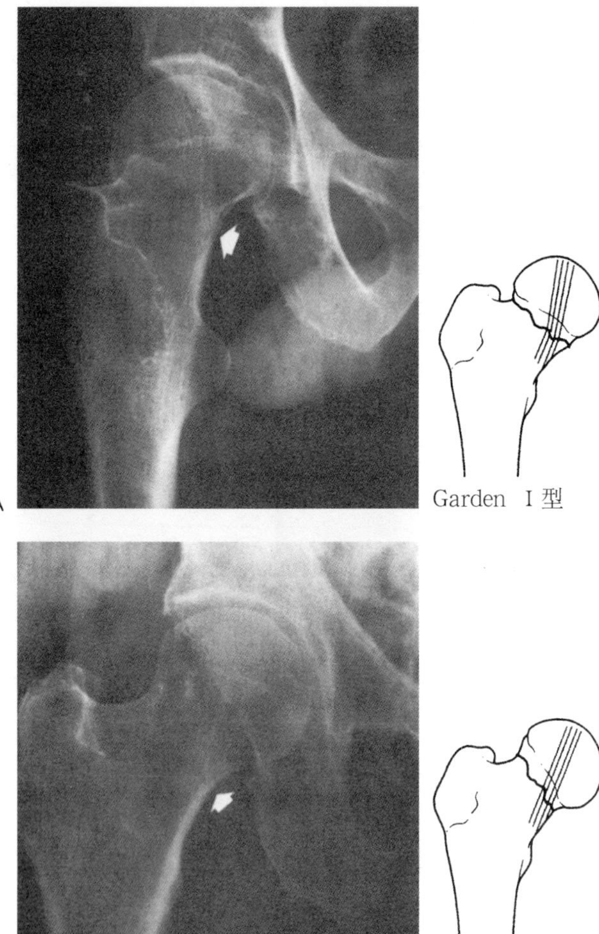

图6.1 股骨颈骨折的Garden分型。Ⅰ型：不全骨折，大多数为骨折嵌插，形成外翻及后倾（A）。Ⅱ型：完全骨折但无移位。此型骨折少见，仅骨小梁断裂，但无力线改变（B）。Ⅲ型：明显的成角畸形，但通过近端与股骨干移位较小（C）。Ⅳ型：完全移位，股骨干向近侧移位（D）。在髋臼中股骨头自由活动，髋臼及股骨头的压力骨小梁重新排列（白线）。

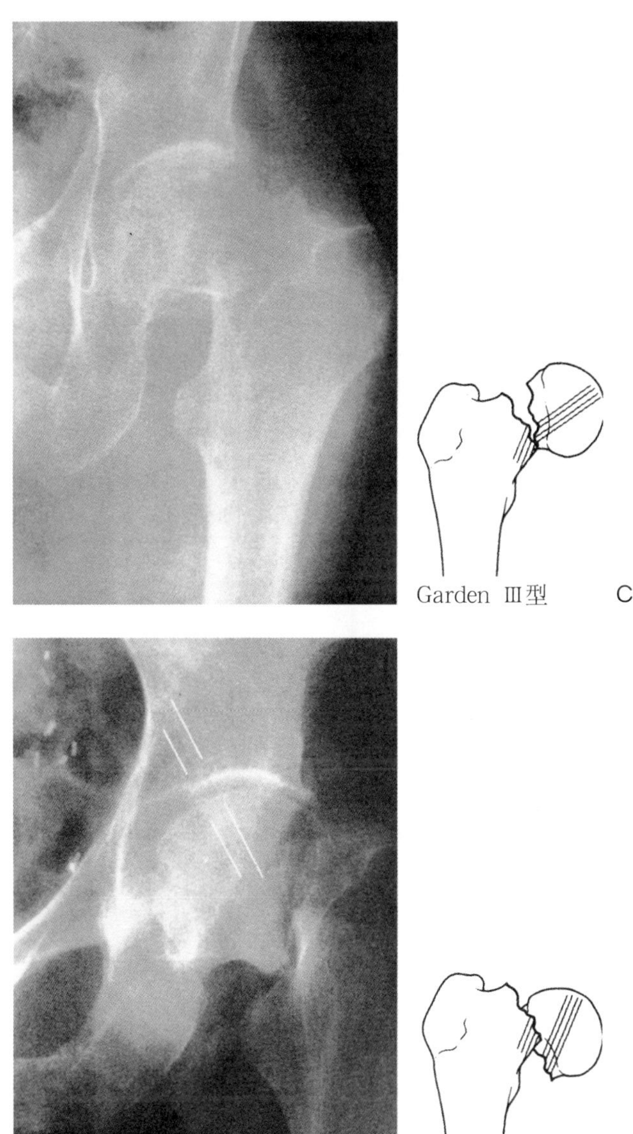
Garden Ⅲ型
C
Garden Ⅳ型
D

12小时，应停止使用抗凝药物。术前进行实验室检查，包括凝血酶原时间/部分凝血酶原时间、血常规、生化全项、心电图、胸部平片及尿常规。这些检查在急诊时做完后住院，以免延迟治疗。

最终治疗

对于所有股骨颈骨折均应请骨科医师会诊。无移位的骨折在6～8周应避免负重，不过，如果疼痛严重则应进行手术治疗。对于移位的股骨颈骨折，假体置换(股骨头置换)是标准的治疗方法，术后4周用药预防血栓形成。治疗的目标是减少疼痛，恢复行走，以防止感染、褥疮、肺炎、胃肠功能紊乱及深静脉血栓等并发症。

股骨转子间骨折

股骨转子间骨折是老年人髋部最常见的骨折。这种骨折是关节外骨折且波及大、小转子，发病率随年龄的增长而增加。由于骨质疏松，女性要多于男性。

损伤机制

跌倒时大转子受到撞击。对于青年人，股骨转子间骨折罕见，而且多是由于机动车交通事故或从高处坠落的高能损伤所致。

诊断

跌倒后不能行走的患者应高度怀疑股骨转子间骨折。体检可见患肢短缩、外旋畸形。髋关节压痛，活动髋关节疼痛。

影像学检查

髋关节正侧位像显示骨折线通过大、小转子（图6.2）。

初步治疗

初步治疗即请骨科医师会诊。5磅重量牵引患肢，并进行术前实验室检查，根据结果及身体情况决定是否可手术治疗。应用抗凝药物及下肢静脉泵预防血栓形成。术后4周继续进行血栓的预防治疗。

最终治疗

治疗方法包括骨折的复位、加压钢板及髋螺丝钉固定，使骨折愈合。目标是恢复行走以减少病残、感染及深静脉血栓等并发症。

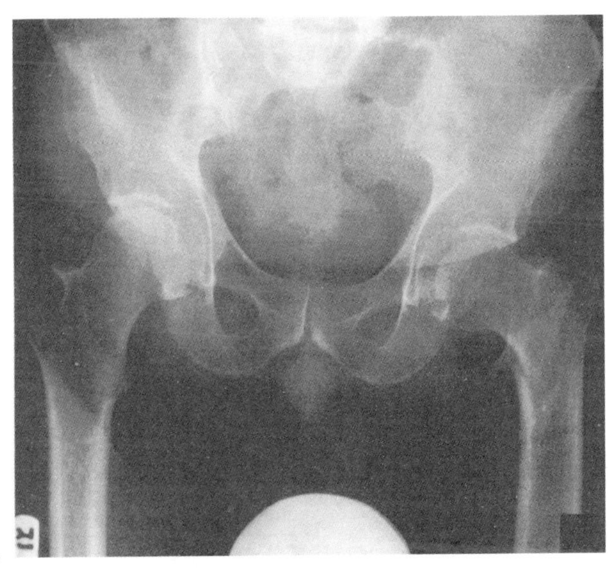

A

图6.2　骨盆的前后像(A)、左侧髋关节的正侧位像(B)及侧位像(C)显示股骨转子间骨折。

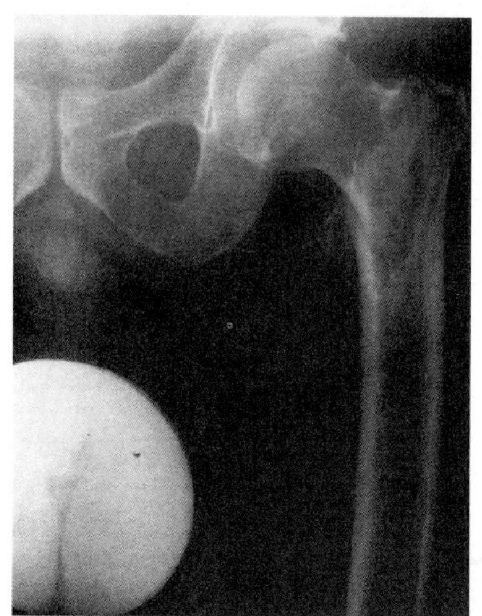
B

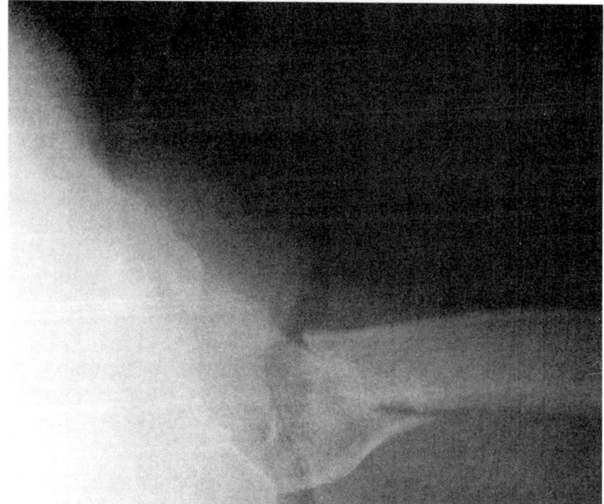
C

转子下及股骨干骨折

转子下及股骨干骨折是由于机动车交通事故、行人与机动车相撞或工伤等高能损伤而致。此类骨折需要立即请骨科医师会诊，而且常常伴有其他部位的骨折。在股骨近段有骨质疏松及病理改变情况下，也可因低能量暴力而出现骨折。

损伤机制

损伤机制可以是直接暴力或间接暴力（如跌倒）。

诊断

患者主诉患肢出现疼痛及不能行走。检查时有明显的骨折畸形、下肢短缩及外旋。

影像学检查

需要摄股骨近段、骨盆和股骨干的正、侧位像，骨折线位于小转子下及股骨干。

初步治疗

必须请骨科医师会诊。临时用牵引夹板外固定，准备手术治疗。所有手术前检查应在急诊室完成，以便决定是否可施行手术。

最终治疗

用髓内钉固定是最好的治疗选择。治疗的目标是使骨折愈合，恢复行走及伤前的功能。并发症包括感染、不愈合、畸形愈合、内固定断裂及深静脉血栓的形成等。

股骨远段骨折

股骨远段骨折比髋部骨折少见，是指股骨远侧15cm内骨折，可以出现成角畸形、关节面不平整及膝僵直等并发症。

损伤机制

这些骨折是由于轴向负荷合并有严重的内翻、外翻或旋转暴力所致。多为高能损伤，如机动车交通事故及高处坠落。

影像学检查

必须进行股骨及膝关节正、侧位像检查。对关节内移位的骨折必须手术治疗（图6.3）。

诊断

患者有局部疼痛，肿胀，膝关节活动受限。体检显示有畸形，如果有任何血管损伤或膝关节脱位，均应该进行腘动脉造影检查。应请骨科医师会诊并进行术前实验室检查。

初步治疗

如果不能立即手术，则应该采用夹板外固定及牵引治疗。如果有开放伤口，则应该进行伤口冲洗并开始预防性使用抗生素。

最终治疗

如果骨折无移位或患者的全身情况不允许手术治疗，可用长腿管型固定。对于移位骨折则应复位，用钢板或髓内钉内固定治疗。恢复关节面一致对于防止出现关节炎、僵直或畸形等并发症非常关键。

会诊时机

大多数股骨远段骨折需要手术治疗，因此对所有股骨远段骨折最好都要请骨科医师会诊处理。

并发症

大多数并发症包括骨折不愈合、畸形愈合、感染、肺栓塞及深静脉血栓形成等。

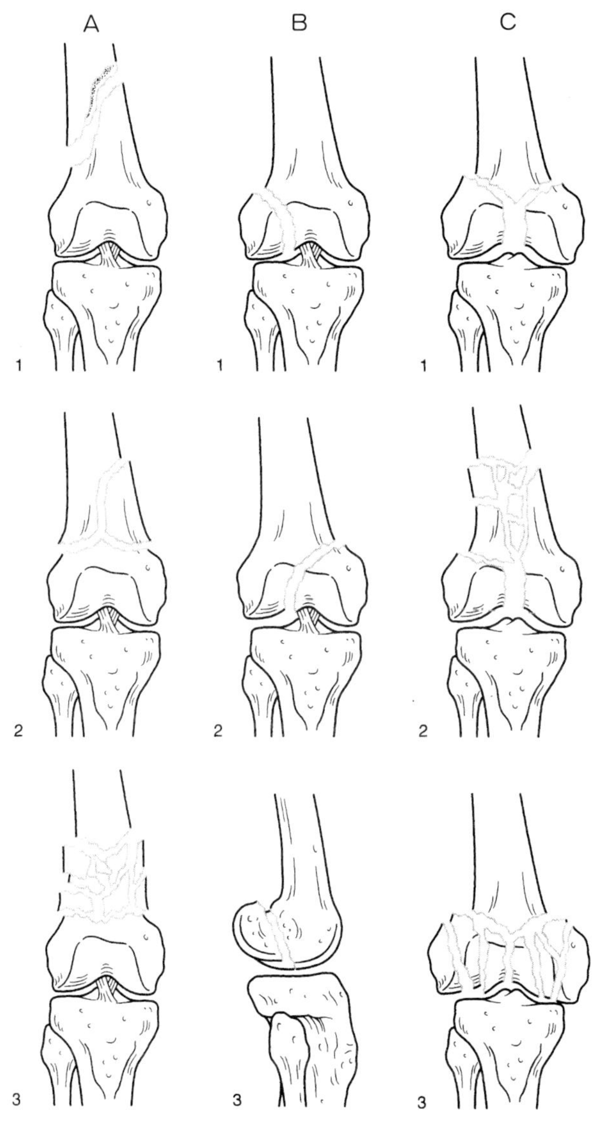

图6.3 股骨远段骨折的骨创伤学会分型。

（魏万富 曹红彬 译 李世民 校）

第7章

髌骨骨折

Manish K. Gupta, Robert L. Kalb

髌骨骨折占全部骨折的1%，常见于20~30岁患者。髌骨是人体的最大籽骨（sesamoid bone），像一个滑轮增加股四头肌腱伸膝的力量。解剖学上，髌骨位于股骨两髁之间，髌骨上方为股四头肌附着部，下方为髌腱附着部。

损伤机制

绝大多数的髌骨骨折，由髌骨直接损伤而引发，例如跌倒或被物体直接打击。机动车交通事故中挡泥板损伤也常见。此外，可发生间接损伤，通常继发于扭转或跳跃引起的软组织损伤。一个例子是继发于股四头肌或髌腱牵拉的撕脱性骨折。

诊断

疼痛、运动丧失和不能持重是最常见的症状。主要体征有擦破伤、肿胀和伴有不能由屈曲位完全伸膝的捻发音（提示股四头肌或髌腱损伤）。应检查所有撕裂伤，查看它们是否与关节相通。（可通过关节注射盐水来检查撕裂伤，看盐水是否由伤口外渗。）如果试验阳性（盐水外渗），则需做急诊手术清创膝关节。倘若膝关节X线检查显示关节里有空气，说明撕裂伤口深至膝关节内。

影像学检查

常用前后位/侧位、切线位和隧道位X线拍片。用屈曲30°的侧位膝关节片，评价髌骨低位或高位（分别提示股四头肌腱或髌腱损伤），确定骨折移位。这些检查表明髌骨是否脱位或不全脱位（图7.1）。不要将解剖变异的二分髌骨与髌骨骨折相混淆（图7.2）。二分髌骨无压痛，它常常位于髌骨上外部。

最初治疗

首先，止痛和制动。做关节无菌穿刺术，由膝关节排除血液，以减轻疼痛和改善运动。应清洁和包扎全部割伤和擦破伤。如果骨折是闭合性的，应用膝关节固定器，患者可以出院。如果不是闭合性的，应进行骨科会诊。

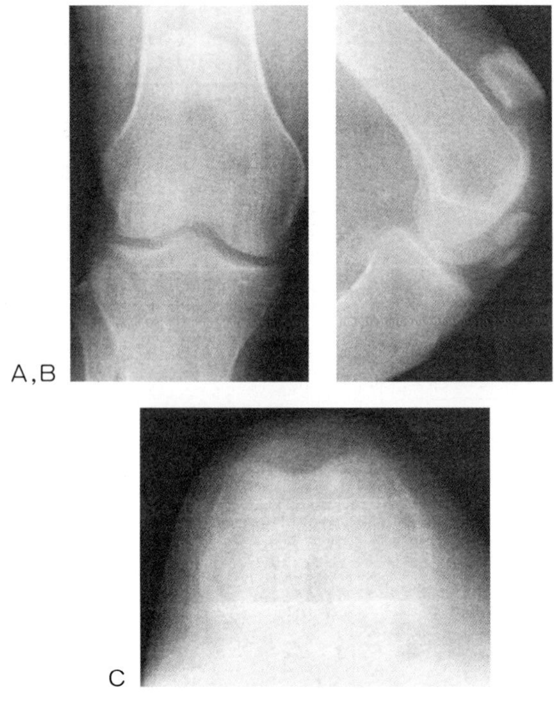

图7.1　一个移位性髌骨横行骨折的前后位（A）、侧位（B）和髌骨切线位（C）X线片。

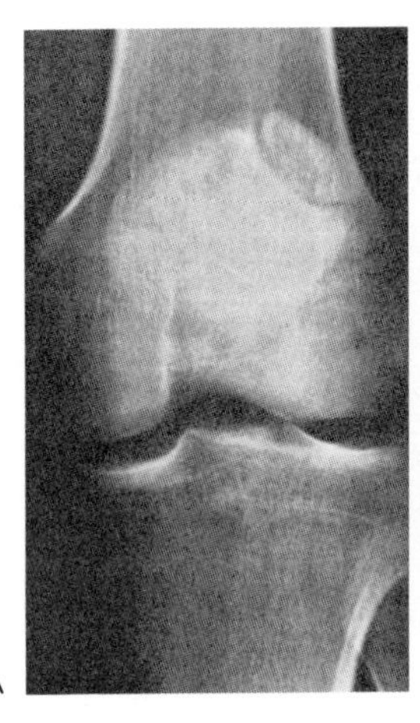
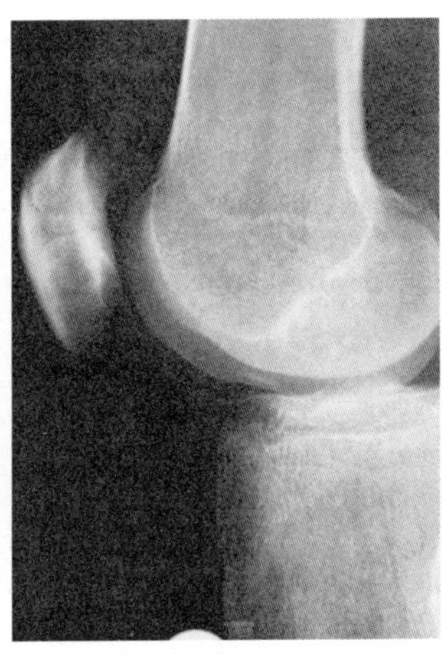

图7.2 二分髌骨的前后位（A）和侧位（B）X线片。可见髌骨上外侧骨片的骨皮质缘非常清楚。

最终治疗

髌骨闭合性骨折在前后位/侧位X线片上显示骨折分离小于3mm，关节面不一致小于2mm，而且股四头肌腱和髌腱完整，采用膝关节固定器治疗，固定6周。患者可根据指示计解除膝关节固定器，但必须保持膝关节伸直位。足尖着地持重连续2周，当骨折愈合时，再增加至支持全体重。在首诊后2周随诊行X线检查，其后每3周随诊一次，直到骨折愈合。在首诊后6周X线拍片显示骨折愈合后解除膝关节外固定器。于首诊后6周开始运动功能并加强股四头肌锻炼。当患侧股四头肌肌力与健侧一致时，则患者患侧完全恢复。

会诊时机

开放的移位性骨折需手术治疗。如果患者康复进展不好，或在石膏管型里治疗时骨折发生移位，则应请骨科医师会诊。

并发症

通常髌骨骨折愈合不成问题。可能发生的并发症有膝关节运动范围减小、关节僵硬、骨折畸形愈合、骨不连和创伤后关节炎。

（李世民 王宝奎 师云旺 译　李世民 校）

第8章

腓骨骨折

Manish K. Gupta, Robert L. Kalb

腓骨只分担下肢承重的15%。腓骨骨折很常见，特别是在踝部损伤（图8.1）。

损伤机制

单独腓骨骨折发生于三个部位：①腓骨近端骨折发生于膝关节扭伤时腓侧副韧带撕脱伤。②远端腓骨骨折合并踝关节韧带损伤是由于踝扭伤造成的。③腓骨轴向骨折是由于直接暴力造成的，如足球靴撞击小腿的侧方。

诊断

损伤史对查体有指导意义，腓骨有压痛点表明有骨折的可能。如果发生腓骨近端骨折，需要检查腓总神经功能，因为腓总神经是绕过腓骨颈向内穿行的。对于踝扭伤的患者，要注意检查踝的中间和侧方是否有压痛。X线片检查包括踝的正、侧位片。如果腓骨近端有压痛，则要拍腓骨全长正、侧位片，以免漏诊。

初步治疗

如果踝部骨折有移位，用后侧的长腿夹板制动是十分有必要的。如果骨折局限在腓骨近端，则用冰袋、抬高患肢、局部镇痛就足够了。不要用含肾上腺皮质浸膏的加压绷带裹腿，它能引起凝血和水肿。对于没有移位的腓骨远端骨折且踝穴完好（没有因骨折线间距增宽而导致距骨侧方移位）的患者，采用短腿夹板、冰袋、抬高患肢、避免负重的措施就可以了。

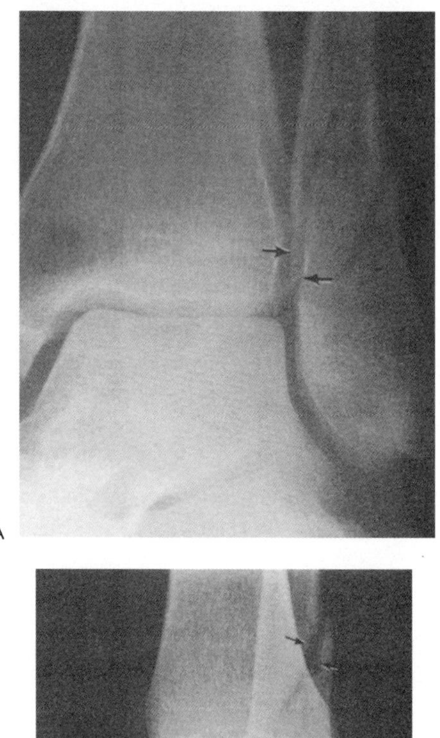

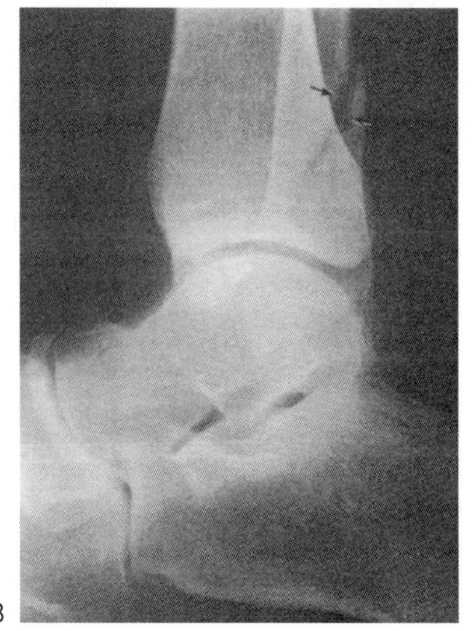

图 8.1　一名 49 岁的修复学家踝扭伤，查体显示没有肿胀或压痛。正位片（A）和侧位片（B）显示腓骨远端骨折，横向和后方移位为 2 mm（箭头所示）。

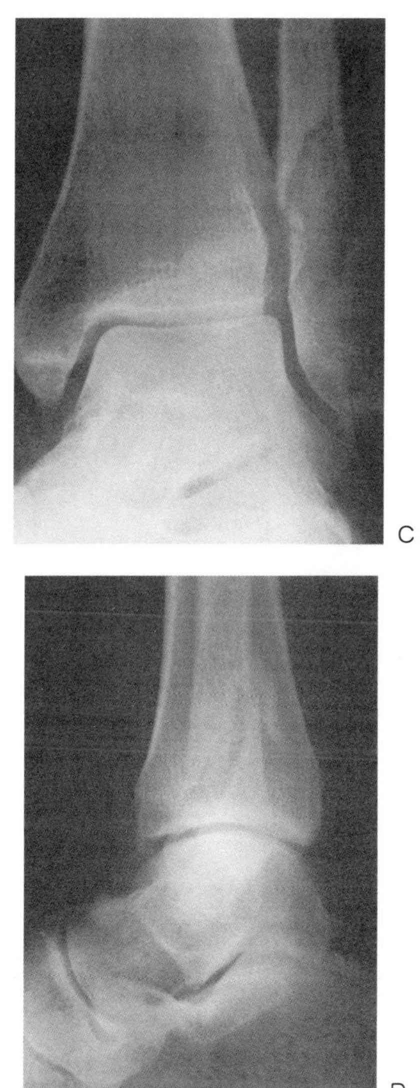

图8.1（续） 伤后4个月复查的正位片（C）、侧位片（D）证实踝穴稳定。

最终治疗

用短腿石膏管型治疗腓骨骨折6周。所有患者每2周复查1次，并拍X线片，直到6周时骨折愈合。3周时可用步行石膏管型开始完全负重练习，康复锻炼包括被动屈伸练习和主动屈伸练习。

会诊时机

所有移位的腓骨骨折都需要手术。对骨折线间距(正位像)增宽2 mm以上的腓骨骨折需要手术治疗(图8.2)。

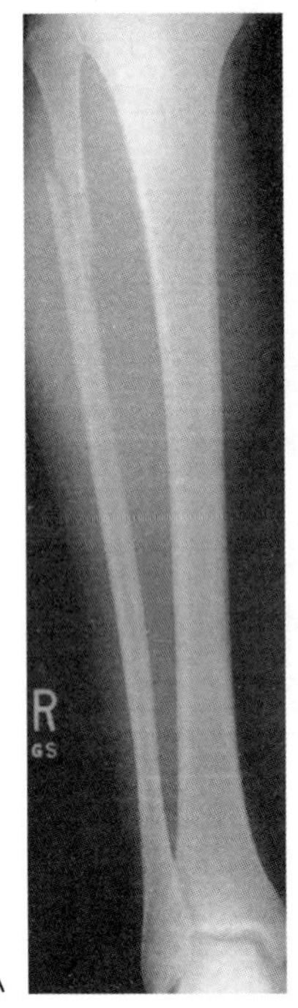

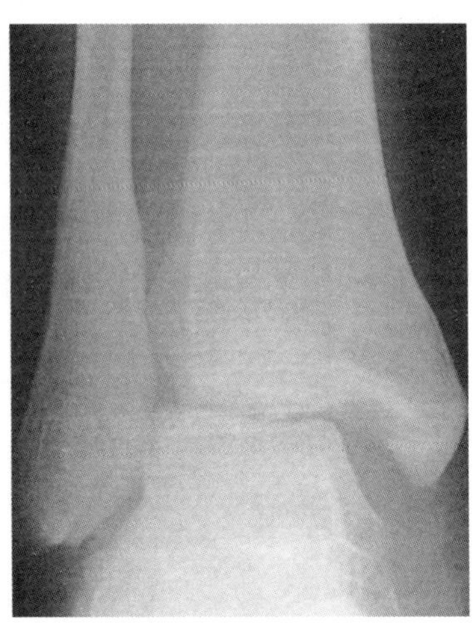

A B

图8.2　胫腓骨正位片(A)显示近端腓骨骨折不伴有明显的距骨移位。外翻位片(B)显示踝穴间距明显增宽，距骨横向移位，而且下胫腓分离属于不稳定损伤。

并发症

并发症包括骨折不愈合、骨折断端对位不良、踝关节不稳定、关节强直和局部疼痛综合征。这些并发症常发生于吸烟者。

（郝永宏 孙志明 译 李世民 王宝奎 校）

第9章

胫骨骨折

Manish K. Gupta, Robert L. Kalb

胫骨平台骨折

胫骨平台骨折是指支撑股骨髁的胫骨近端及关节面骨折。这种损伤非常严重，如果不能正确治疗可导致关节功能障碍。骨折可以包括中央或者侧方平台，也可以两者都有。治疗目的是保证关节面的一致性、稳定性和正常的生物力线。这种骨折常发生于年轻男性的暴力损伤和老年骨质疏松妇女的轻微损伤。

损伤机制

胫骨平台骨折是由强烈的内翻或外翻合并轴向外力而造成的。发生于高空坠落、运动损伤和车祸。典型的“保险杠”骨折就发生在汽车保险杠撞击膝外侧时。外翻力作用于膝部，股骨外髁压迫外侧平台造成骨折。

诊断

患者出现膝关节疼痛和肿胀以及患肢不能负重。查体可见患者关节活动受限。通过检查足部末梢血管搏动和胫、腓神经功能来做出一份完整的神经血管评估。要检查小腿的骨筋膜间室压力，并通过检查皮肤的张力、被动伸踇趾是否引发疼痛，以及注意第一、二趾间是否有触觉减退，来排除骨筋膜间室综合征。如果怀疑骨筋膜间室综合征，则需要请骨科医师会诊。

影像学检查

正、侧位片以及20°的尾倾正位片对诊断有很大帮助。根据骨折线的部位对骨折进行分类（图9.1）。过去，仅仅根据X线片制订治疗方案；现在，通常用CT来评价关节压缩和粉碎的程度。

初步治疗

患肢可用后侧长夹板或石膏管型固定，清创并包扎伤口，抬高并冷敷患肢。对有移位的胫骨平台骨折需要骨科会诊进行进一步治疗。

最终治疗

如果骨折没有移位并且不考虑骨筋膜间室综合征，则用石膏管型或膝关节制动器固定并避免负重两个月就可以了。康复目的是恢复力量并增加关节活动度，患者每天都要用支具帮助膝关节运动。

会诊时机

如果X线片或CT扫描显示超过3mm的关节塌陷，则建议请骨科医师会诊并进行手术治疗。

并发症

如果骨折不能得到正确的治疗，就有可能发生关节面不齐、关节炎以及膝关节功能障碍。

胫骨干骨折

胫骨干骨折是最常见的长管状骨骨折。胫骨骨折可被分为近端、远端和中部骨折，骨折损伤程度取决于小腿受暴力多少。胫骨干骨折包括疲劳性骨折、轻微暴力导致的稳定无移位骨折，以及极度暴力导致的软组织缺损、神经系统障碍、血管功能不全和骨缺损。这些都可以导致截肢。

损伤机制

胫骨干骨折有三种损伤机制：①扭转暴力损伤：足

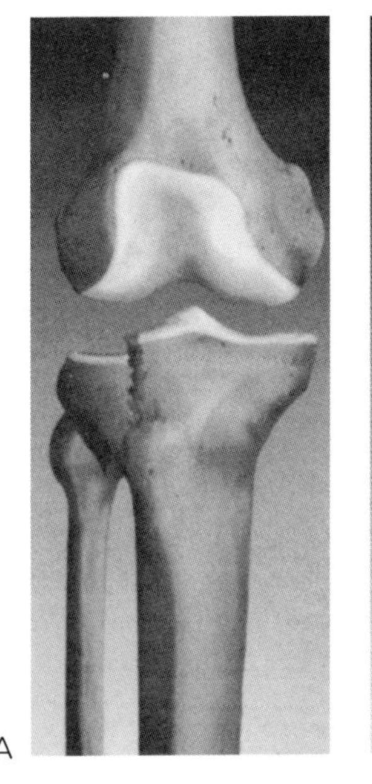

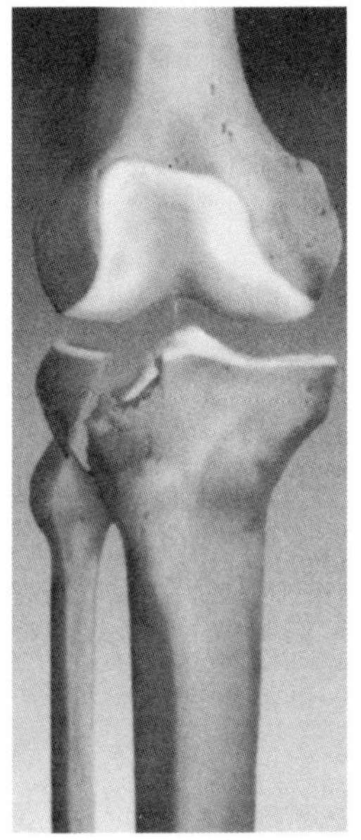

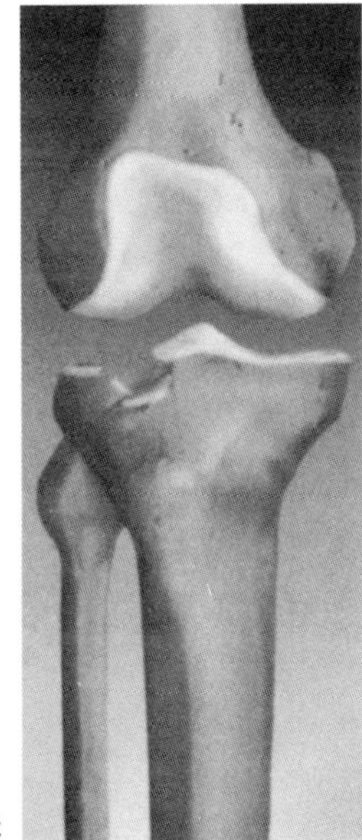

图9.1　胫骨平台骨折Schatzker分型：I型(A)，II型(B)，III型(C)。

固定而身体扭转造成的损伤，如滑雪时的损伤。②三点弯曲暴力骨折，它可以造成短斜形或横断骨折。③直接暴力损伤，它可引起骨和软组织的严重损伤。

诊断

患者出现疼痛、肿胀以及患肢活动受限。因为胫骨位于皮下，所以检查其软组织覆盖的情况是非常重要的，以便确定是否是开放性骨折。检查患肢远端的脉搏以及确定腓总神经的情况都是非常重要的。骨筋膜间室综合征的症状和体征也需要鉴别。

影像学检查

标准的胫骨全长正、侧位片对于诊断是必要的，骨扫描或MRI检查常常被用于诊断疲劳性骨折。根据X线片所见可将骨折分为轻度、中度和重度骨折伴软组织损伤（图9.2）。

初步治疗

这类骨折可先用长腿后侧夹板固定，冰敷并抬高患肢。如果骨折有外观畸形，则需要在麻醉下牵引复位并用夹板固定。如果是开放性骨折或者正位片显示骨折有超过5°的向内或向外成角，或侧位片超过10°的成角，或超过1cm的短缩，或超过50%的移位，则需要进行骨科评估，进一步治疗。

最终治疗

如果骨折没有移位或是在允许范围内的成角和短缩，则可用长腿石膏管型固定。最初，伤后1周随访，以后每2周随访1次，直到3个月时骨折愈合，这期间患者不能负重。对于疲劳性骨折，避免负重即可，如果疼痛持续存在，也可用石膏管型固定。康复目的是恢复患肢力量和功能。

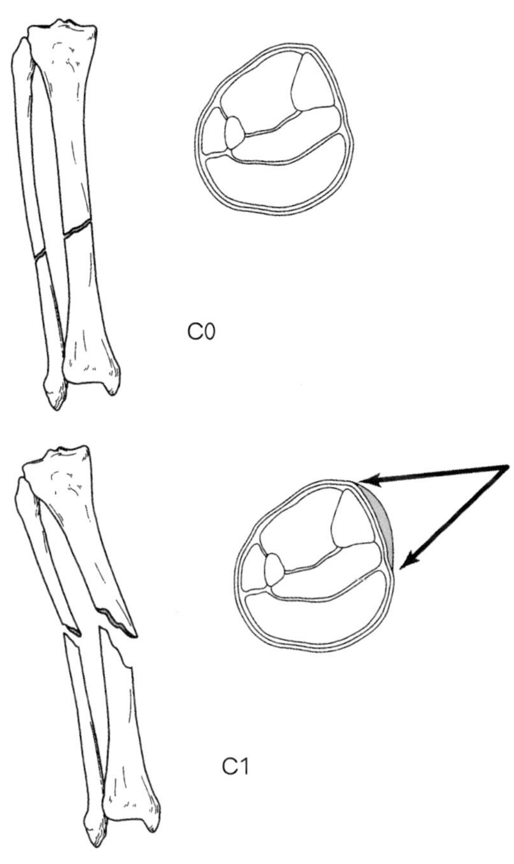

图9.2　闭合性骨折 Tscherne 分型：C0：单纯骨折合并轻度软组织损伤或无软组织损伤。C1：皮肤表浅擦伤伴轻度或中度骨折。

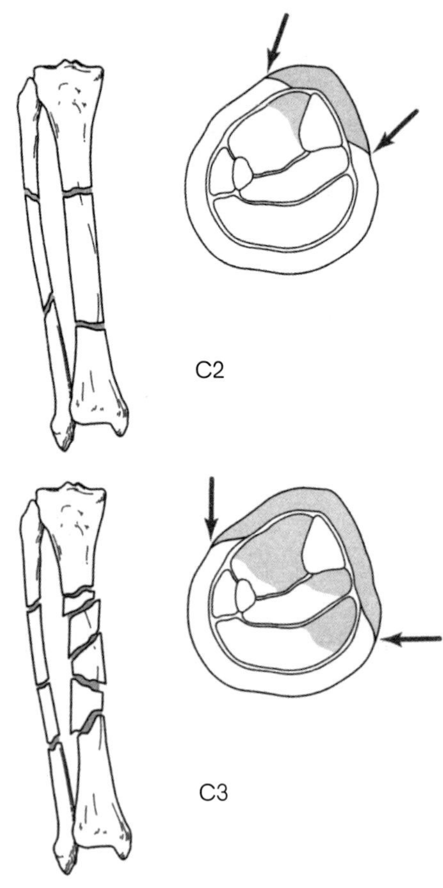

图9.2（续） C2：深部污染伴局部皮肤或肌肉挫伤伴中度骨折。C3：广泛挫伤或皮肤碾搓伤或肌肉坏死伴重度骨折。

会诊时机

开放性骨折、不稳定骨折以及超过规定标准的成角或短缩畸形都需要请骨科医师会诊手术。

并发症

最常见的并发症为有骨折不愈合、骨折断端对位不良、骨筋膜间室综合征、双下肢长度不一致。

（郝永宏 译　李世民 校）

第10章
踝部骨折

Arthur W. Pallotta, Robert L. Kalb

从1950年开始，踝部骨折的发生率显著增加，每10万人约有150人发病。发病率随着年龄的增长而增加，特别是女性。另外一些危害因素包括肥胖和吸烟史。最常见的踝部骨折是单踝骨折，占踝部骨折的68%，双踝骨折占25%，三踝骨折为7%。开放性骨折相对较少，约占所有踝部骨折的2%。

损伤机制

最常见的损伤机制是足内翻屈曲累及外踝（腓骨远端撕脱骨折）。外翻伴背伸暴力可伤及内踝。

诊断

踝部骨折会出现疼痛、肿胀、压痛以及内、外踝压痛点周围的淤斑。可通过查体时所发现的内踝或外踝的压痛点来区分踝部骨折和扭伤。如果踝部没有压痛，则没有必要拍片。压痛点在外侧韧带上（距腓前韧带和跟腓韧带）提示踝部扭伤。I度踝扭伤压痛仅在距腓前韧带上，然而II度或III度踝扭伤压痛在距腓前韧带和跟腓韧带上，多位于踝部后方。

影像学检查

踝部骨折需要拍正位、侧位、踝穴位片。踝穴位片是足内旋约15°的斜位片。腓骨下端骨折有三种主要类型—— Weber将其分为A型、B型和C型。A型骨折发生在踝穴水平以下，踝穴是指踝穴位X线片所见到的距骨头和胫骨末端之间的关节间隙。B型腓骨骨折发生于踝穴水平。C型腓骨下端骨折发生于踝穴水平之上，有时可见距骨与内踝间距增宽（图 10.1）。

初步治疗

立即复位，然后抬高患肢、冰敷、夹板固定、避免负重。

内踝骨折

如果骨折没有移位，采用短腿石膏管型固定即可。密切观察踝部，避免发生移位，避免负重直到 3 周后X线片证实骨折愈合。

外踝骨折

A型骨折可以用可负重型短腿石膏管型固定 6 周。无移位的B 型骨折可用短腿步行石膏管型固定 6 周，但前 2 周不许负重。

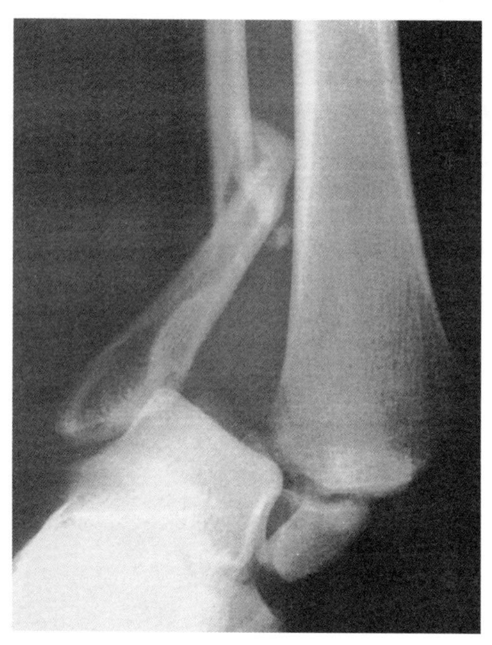

图10.1　外旋－外展型踝部骨折的正位片，腓骨是粉碎性骨折。

C 型骨折（图 10.2）移位的可能性较大并且还包括下胫腓韧带的部分撕裂。如果踝穴增宽就需要手术。如果韧带联合完整，可以用步行石膏管型固定 6 周，但前 3 周不能负重。石膏靴可以预防石膏管型的许多并发症，例如足趾损伤和由于异物侵入到石膏管型下而造成的皮肤破溃（图 10.2）。

对于外踝骨折，重要的是排除内侧损伤。虽然 X 线片可以排除内踝骨折，但外踝骨折伴内踝压痛提示踝关节不稳（按双踝骨折对待）。患者由负重状态变为不负重状态，如果在踝穴位片上显示踝穴增宽，则需要手术治疗。

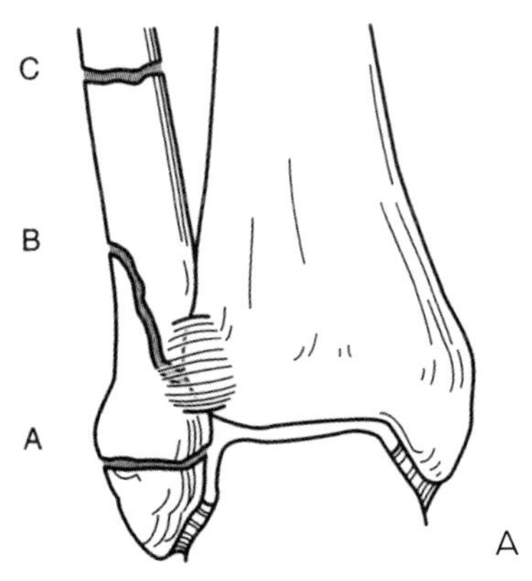

图 10.2　踝部骨折分型的线条图和病例。A：骨折的三型：A 型、B 型和 C 型。

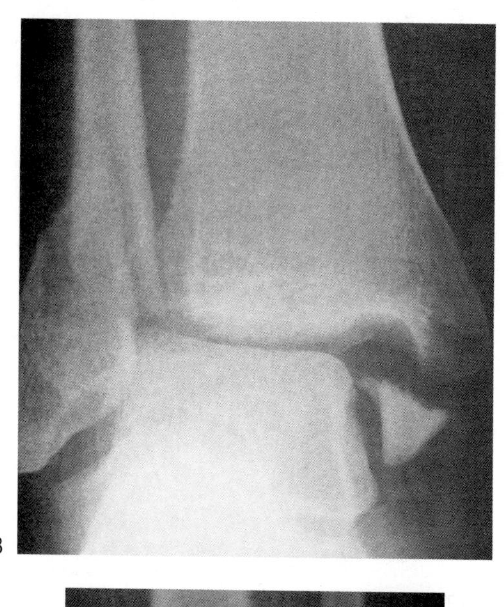

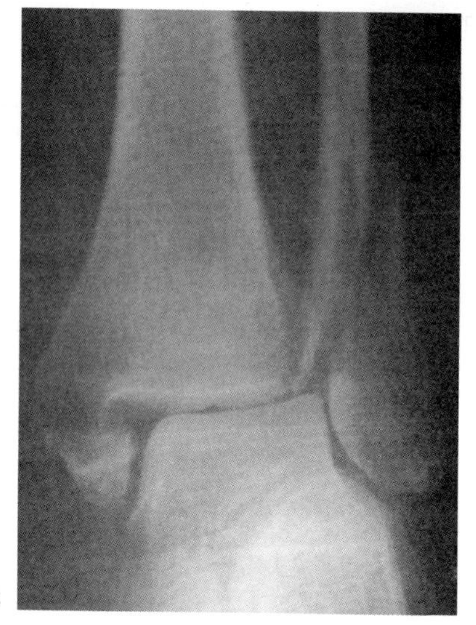

图 10.2（续） B：腓骨远端A型骨折的正位片，骨折线完全低于韧带联合水平。C：B型踝部骨折的X线片，腓骨骨折起始于下胫腓韧带水平处，并且完全高于远端韧带联合的附着处。

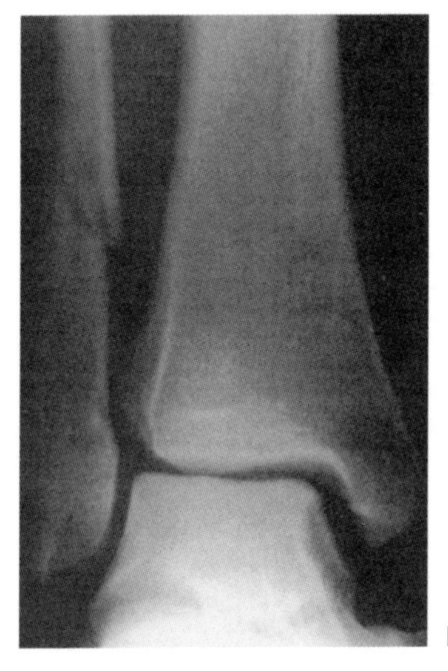

图10.2（续）　D：有内侧三角韧带损伤时，要注意因为距骨横向移位而导致的内侧关节间隙增宽。

最终治疗

内踝和外踝骨折的愈合最少需要6周。如果患者吸烟或糖尿病没被控制，则骨折愈合的时间可能加倍。重建踝部解剖序列减少骨性关节炎的发生，最大限度地增加踝关节将来的稳定性，给患者恢复到损伤前的生活创造最好的机会。康复目的在于恢复关节的活动度，恢复本体感觉，并且提高踝部肌肉力量。

会诊时机

需要手术的踝部骨折包括有移位的关节内骨折、有移位的双踝骨折（关节不稳定）、开放性骨折和导致踝穴增宽的骨折。

并发症

骨折延迟愈合是由于吸烟或服用布洛芬造成的，

交感神经反射障碍的发病率在吸烟者中最多，糖尿病患者或吸烟者中关节强直发生率增加。当患者知道了糖尿病和吸烟可降低毛细血管血流量时，他们就会更加重视这些了。

（郝永宏 孙志明 王宝奎 译　李世民 校）

第11章

足部骨折

Arthur W. Pallotta, Robert L. Kalb

距骨骨折

二战期间，飞机的足控起落架是机械性的，有时这些控制器会突然迅速回跳撞击飞行员的足底，导致距骨的轴向载荷剧增而骨折。那一时期，距骨骨折被认为是飞行员的距骨骨折（图11.1）。

损伤机制

距骨骨折是由于足部受到突然的轴向外力而导致的，最常见于足背屈时（图11.2）。

诊断

距骨骨折的症状类似于那些踝部骨折。

影像学检查

足的正位、侧位和斜位片是通过拍踝的正位、侧位和踝穴位来获得的。

初步治疗

紧急治疗有助于保护神经和血管功能。如果有脱位，应该立刻复位。如果不能复位，应该立刻切开复位，以便减少距骨缺血性坏死的发生率。

最终治疗

最终治疗的目的是获得最好的复位可能并保证复位效果，给骨折愈合创造最好的条件并减少创伤性关节炎的发病率。距骨缺血性坏死的危险率与原始脱位的程度成正比。如果骨折无移位，可用短腿石膏管型固

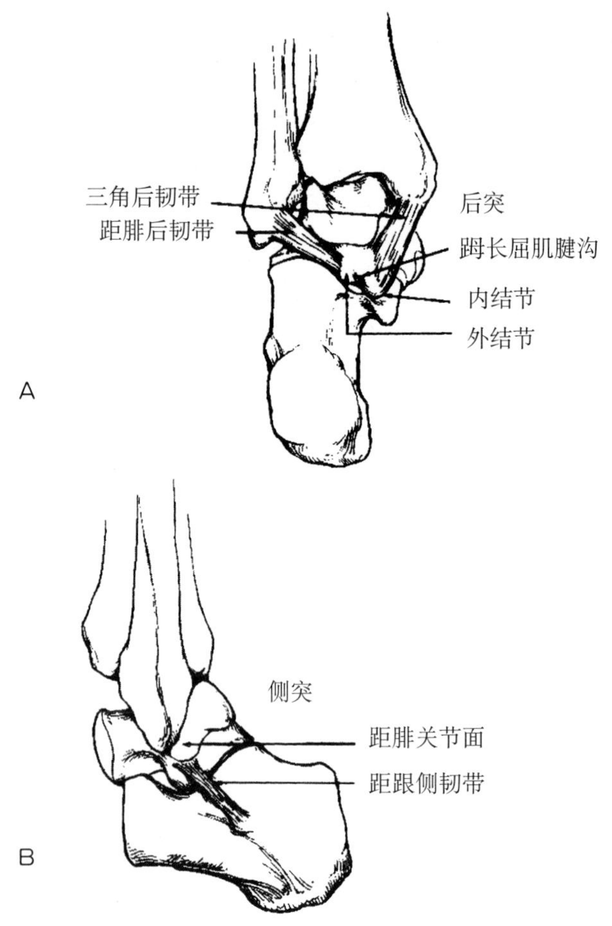

图11.1　A：距骨后突有两个结节，是由跗长屈肌腱沟分开的。三角韧带的后纤维植入内侧结节，距腓后韧带植入外侧结节。B：距骨的侧突。

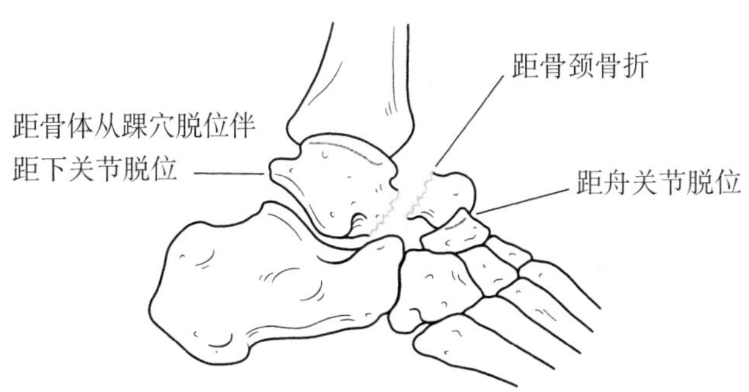

图11.2 距骨颈骨折。注意，除了距骨体移位外，还伴有距下关节半脱位，距舟关节也会脱位。

定6周，不负重，以后的6周在石膏管型保护下可负重。

会诊时机

对任何有移位的距骨骨折都应立刻请骨科医师会诊处理。

并发症

应该告知距骨骨折患者，骨性关节炎和距骨缺血性坏死的发生率很高。距骨骨折和舟骨骨折的并发症一样常见。

跟骨骨折

跟骨骨折常伴胸腰椎压缩性骨折。

损伤机制

跟骨骨折是由于高空坠落、跳跃损伤或直接击打跟骨后方造成的。

诊断

有高空坠落病史伴随足跟部疼痛或跟骨内、外侧及足底部压痛应高度怀疑跟骨骨折。通常伴有淤斑、肿胀和负重疼痛。应注意触诊胸椎和腰椎棘突以便发现联合损伤。

影像学检查

可以拍摄足的正位、侧位、斜位片，以及跟骨轴位片（图11.3)。CT扫描有助于诊断关节面骨折。如果胸椎和腰椎有压痛，X线片有助于排除相关的压缩性骨折。

初步治疗

初期治疗包括冰敷和抬高患肢，髋和膝关节屈曲90°并始终使足跟高于心脏至少2英尺，维持2周。避免使用夹板或石膏管型。

最终治疗

和距骨骨折一样，后期治疗的目的是获得最好的复位可能并保证复位效果，矫正有移位的关节内骨折。无论是否手术，都需要避免负重3个月。

会诊时机

任何有移位的跟骨骨折都需要手术。CT检查可以判断关节内骨折移位的范围，所以手术的选择要慎重。还要注意检查胸椎和腰椎骨折，因为它们和跟骨骨折一样，都是轴向受力的损伤机制。如果怀疑骨折有移位，就要请放射科或骨科医师会诊处理。最大限度抬高患肢可以降低肿胀和疼痛的发生，抬高患肢是指患者平躺时屈髋、屈膝90°并于小腿下垫枕，最好在伤后第1周的所有时间都保持抬高患肢。屈髋和屈膝可减少对坐骨神经的牵拉，同时减少坐骨神经疼的发病率。

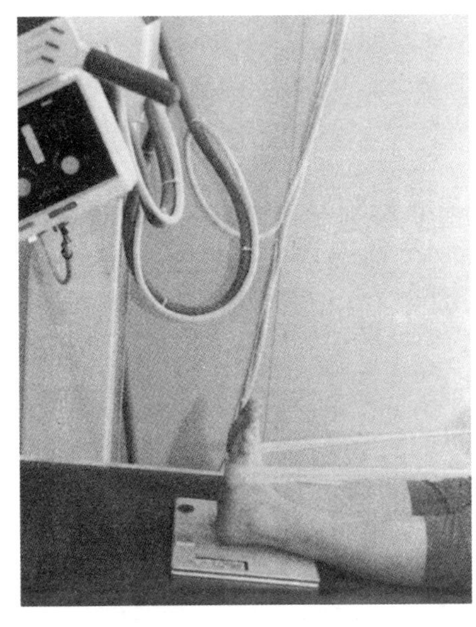

图11.3　A：跟骨X线片的拍摄方法，使踝关节尽量背伸以便获得最佳图像。B：双侧跟骨X线片，左侧正常，跟骨负重关节面骨折在右侧。

并发症

最常见的并发症是创伤性距跟关节炎，从而导致距跟关节内翻和外翻角度减少。

足中部跗骨骨折

足中部跗骨包括楔状骨、骰骨和舟骨。

损伤机制

跗骨骨折可以由间接损伤(扭伤)或直接损伤造成。

诊断

在足的中部有疼痛和肿胀并伴有压痛应高度怀疑骨折。

影像学检查

需要拍足的正位、侧位和斜位片，CT 扫描可以进一步诊断不能被平片确诊的骨折。

初步治疗

和其他骨折一样，立刻冰敷和抬高患肢是非常重要的。

最终治疗

对没有移位的骨折给予适当的短腿石膏管型固定，6 周不能负重。

会诊时机

如果骨折有移位，则应请骨科医师会诊。骨折累及跗跖关节，应注意跗跖关节是否有脱位，这个关节也称为Lisfranc关节。足的正位、侧位、斜位片对于诊断这种少见而又严重的损伤非常重要。如果怀疑足中部骨折，可以请骨科或放射科医师会诊处理。

并发症

这个部位的骨折最常见的并发症是骨性关节炎和

骨坏死。

跖骨骨折

跖骨骨折是足部骨折中最常见的，常因直接暴力和扭伤而造成。

损伤机制

跖骨骨折的损伤机制是多种多样的，砸伤、挤压伤、扭伤是最常见的。机动车交通事故中紧急减速是最常见的机制，跑步运动员的疲劳性骨折也较常见。

诊断

足部肿胀、压痛伴有外伤史要高度怀疑跖骨骨折。开放性骨折、局部皮肤隆起以及移位的骨折压迫血管使远端缺血变白是危险的体征。

影像学检查

需要拍摄足的正位、侧位、斜位 X 线片。

初步治疗

在足部可以发生肌间隔综合征，特别是多发跖骨骨折易发生筋膜间室综合征，但发生率要少于前臂和小腿。抬高患肢、冰敷和夹板固定可缓解疼痛。最初采用后侧夹板固定和避免负重是最适合的治疗方法。

最终治疗

肿胀严重的患者可以将夹板改为短腿石膏管型，有助于肿胀的消退。无移位或有轻度移位(小于 2 mm)的跖骨干骨折用短腿石膏管型固定即可，需要固定 5 周。

会诊时机

有移位的或多发跖骨骨折都需要会诊处理。有筋膜间室综合征的迹象或跖跗关节脱位的患者都要立刻请骨科医师会诊处理。第五跖骨基底撕脱骨折移位超过 5mm 也需要会诊处理（图 11.4 A）。

第五跖骨干近1/3骨折伴移位，需要特别注意。对第五跖骨基底撕脱骨折与真Jones骨折进行鉴别是非常重要的（图 11.4 B），真 Jones 骨折少见而且治疗方法

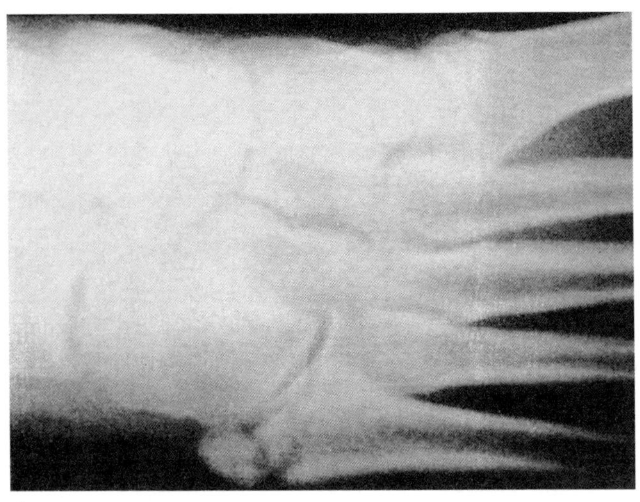

A

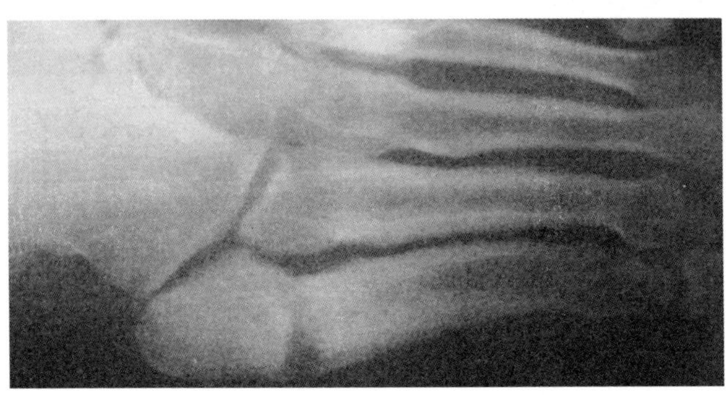

B

图 11.4　A：第五跖骨基底骨折。B：真 Jones 骨折。

有所区别。真Jones骨折累及整个近端跖骨干。如果骨折有移位，则需要请骨科医师会诊。如果没有移位，患者需要短腿石膏管型固定且避免负重6周，然后再换步行石膏管型6周。这类骨折极易延迟愈合，特别是对吸烟或服用消炎药的患者。布洛芬可以使骨折延迟愈合。移位的这类骨折不愈合率很高，患者至少有3个月不能参加体育活动。

并发症

由于碾压伤所造成的三个或更多的跖骨多发骨折可以造成末端肿胀，因为筋膜间室综合征的发生，所以可能需要进行减压手术，虽然少见，但也是可能发生的。多发跖骨骨折和跟骨骨折的治疗方法是相同的：屈髋、屈膝90°，并用4层厚的垫子垫于小腿下方抬高患肢1周。骨折断端对位不良可以导致跖骨负重综合征，这是由于跖骨头负重分配不平衡所造成的。

趾骨骨折

趾骨骨折没有特殊诊断，但踇趾趾骨骨折就需要特别注意了。

损伤机制

趾骨骨折常常是由于直接的砸伤、绊伤或碾压伤造成的。

诊断

骨折可以引起疼痛、肿胀和压痛，而趾甲损伤、淤斑或畸形都提示有骨折的可能。

影像学检查

应该拍摄足趾的正位、侧位和斜位片。

初步治疗

冰敷和抬高患肢可以减轻肿胀。旋转畸形需要矫正。对移位的骨折可以实施复位，在趾根阻滞麻醉下，牵拉足趾复位，然后缠绷带固定 3 周或用木底鞋固定，或两者都采用。缠绷带固定可使足趾稳定并让患者更舒适。当足趾被绷带缠好后，需要在足趾间放置干棉球以防止皮肤被汗液浸泡，患者可以在淋浴后更换敷料，治疗时间为 3 ～ 4 周。

最终治疗

无论是在手术室还是在诊室里实施治疗，其目的都是使复位的骨折实现愈合。

会诊时机

对所有关节内有移位或开放性跗趾骨折都要请骨科医师会诊处理。手指或足趾骨折有时会包括甲床损伤，治疗包括趾根阻滞麻醉和拔甲，彻底冲洗开放骨折处的甲床，用 5–0 的可吸收线修补甲床，修补可防止趾甲畸形。手指的甲床修补要多于足趾，因为大多数人不介意足趾趾甲的畸形，但却很在意手指甲的美观。

并发症

骨折不愈合和创伤性关节炎是最常见的并发症。创伤性关节炎可以使跗趾失去功能。

（郝永宏 译　李世民 校）

第12章

锁骨骨折

David V. Lopez, Robert L. Kalb

锁骨是最容易受损伤的骨骼之一。依据骨折的部位，锁骨骨折分为内侧、中间和外侧三种类型。

损伤机制

接触性运动中的直接撞击、机动车交通事故或新生儿难产所造成的肩部产伤都会引起锁骨骨折。

诊断

临床上通常可以见到肿胀、畸形和锁骨压痛，因为锁骨位于皮下所以很容易触到。通常都要听肺的呼吸音以便证实是否有气胸，特别是机动车交通事故所引起的骨折，医师应立刻询问患者是否憋气。

影像学检查

影像学检查包括正位片及头侧和尾侧倾斜的X线片，并通过这些X线片来确定骨折移位的程度。

初步治疗

治疗包括“8”字绷带或三角巾悬吊，根据患者的情况，可两者都用，也可以两者都不用。如果患者用三角巾悬吊舒适，且锁骨骨折没有移位，那么“8”字绷带就不需要用了。治疗目的是恢复解剖序列和锁骨长度。如果锁骨骨折断端重叠(呈刺刀位)，就需要用“8”字绷带复位。如果不这么做，锁骨将短缩愈合，导致肩部缩短而不美观。

最终治疗

几乎所有的锁骨骨折都是闭合治疗，只有很少的情况才需要手术。通常三角巾悬吊就能获得满意效果。“8”字绷带用于刺刀畸形的患者，患者坐位时，调节“8”字绷带，使其足够紧，以便起到固定的作用，但也不要过于紧，以免绷带缠绕腋下时压迫臂丛神经而引起上肢麻木。患者可以每天都调紧“8”字绷带来保持固定效果。“8”字绷带和三角巾悬吊要带6周。锁骨骨折至少需要2个月才能牢固地愈合（图12.1），而且骨折后3个月避免接触性体育运动。要告知患者在愈合过程中可能会出现明显的皮下硬结，但随着时间推移会逐渐吸收。康复目的包括恢复肩关节的活动度和力量，对于肩关节功能不正常的成年人每天的物理治疗是很有意义的。

会诊时机

有严重的骨折断端重叠，不能用“8”字绷带复位的锁骨骨折；锁骨断端刺压皮肤，使周围皮肤的循环发生障碍，闭合复位有皮肤坏死的危险，对这两种情况都需要请骨科医师会诊处理。

并发症

锁骨是整个肩带和躯干的连接骨，如果锁骨重叠愈合，肩关节会向中线靠近，这样会影响美观。锁骨外1/3骨折可能会造成骨折不愈合或肩锁关节炎。因骨折不愈合（4~6个月影像学检查显示不愈合）所导致的疼痛需要手术治疗，这种情况很少见；多数骨折不愈合是没有疼痛的。

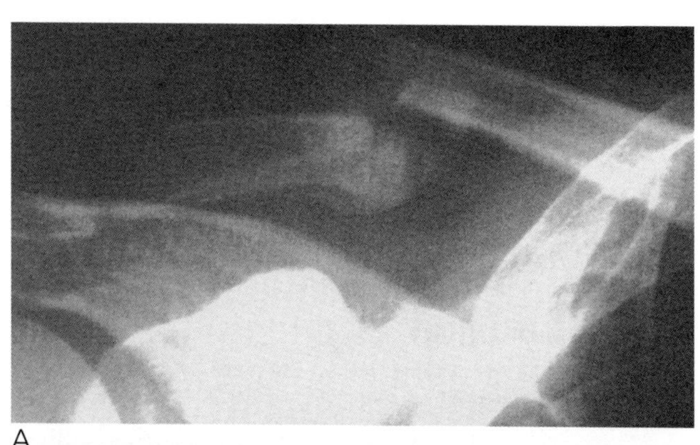
A

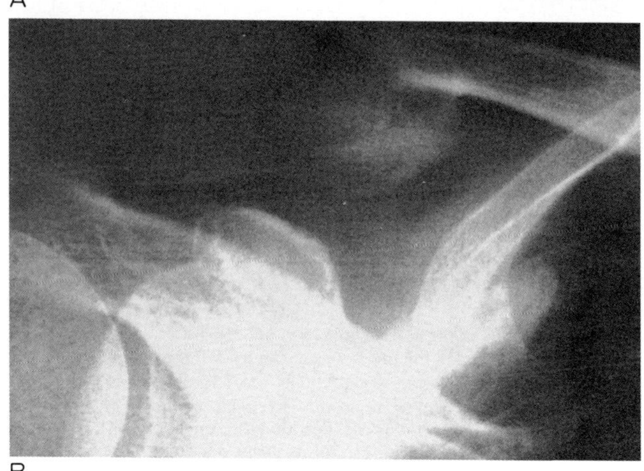
B

图12.1　A：典型的锁骨中段骨折。B：闭合复位后正在愈合的锁骨骨折。

（郝永宏 译　李世民 校）

第13章

肩胛骨骨折

David V. Lopez, Robert L. Kalb

肩胛骨骨折不是很常见的损伤。胸廓表面有很厚的软组织覆盖，利于肩胛骨的活动。损伤的解剖部位包括肩胛体、肩胛冈、关节盂颈部、关节盂（图13.1）、肩峰和喙突。

损伤机制

肩胛骨骨折通常是由于很大的暴力损伤所致，直接暴力是最常见的损伤原因，间接暴力也能造成骨折，例如肩部摔伤，类似相关损伤的发生率也很高。

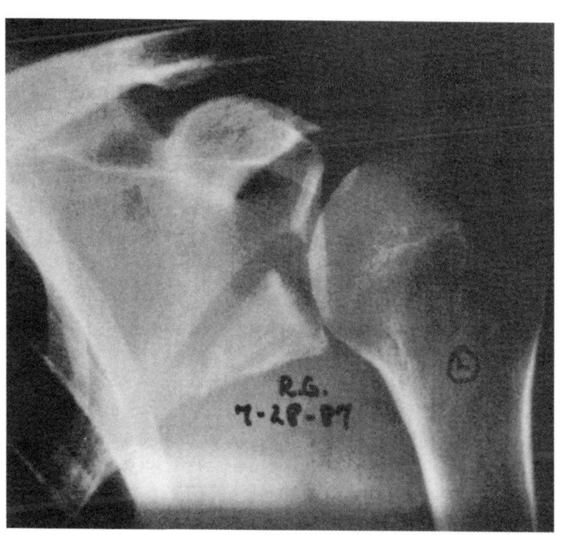

图13.1　真正的肩关节正位片——需要固定的关节盂骨折。

诊断

疼痛、压痛、肿胀和淤斑是主要症状。

影像学检查

影像学检查包括肩胛骨真正的正位片和侧位片。

初步治疗

肩胛骨骨折可用三角巾悬吊和绷带固定。

最终治疗

一旦其他损伤被排除或被处理，就要注意肩胛骨骨折。用三角巾悬吊和绷带固定即可获得满意的效果。一旦疼痛减退，就应开始进行摆动练习。拍X线片确保骨折没有明显移位。大多数骨折经过6周都能愈合，即可去除外固定，进一步增强关节活动度和力量练习。

会诊时机

若为少见的开放性或有移位的关节内骨折，应该请骨科医师会诊处理。没有移位的关节盂和关节盂颈部骨折就不需要会诊处理了。

并发症

早期并发症为神经血管损伤，晚期并发症为肩关节活动受限。

（郝永宏 孙志明 译　李世民 校）

第14章

肱骨骨折

David V. Lopez, Robert L. Kalb

上肢带骨损伤多见于肩关节（盂肱）脱位和骨折。肱骨近端部分包括肱骨关节面、解剖颈、大小粗隆、外科颈和骨干近端部分。肱骨干起始于胸大肌附着处近端边缘和肱骨髁远侧终点。

肩关节脱位

损伤机制

肩关节脱位可分为前脱位和后脱位。前脱位是由于后部直接暴力以及外展外旋肩关节所致。后脱位（10%）是由于前部直接暴力和内收肩关节以及臂部轴向运动负荷过重所致。

诊断

一个显著关节窝塌陷的患者不能将臂部上举至头顶。做神经血管检查以确定其他缺陷。肩关节脱位会影响臂丛神经和腋神经。前脱位患者患肢可外旋。后脱位患者患肢可以内旋和内收。

影像学检查

应摄前后正位片和肩胛骨影像。前后正位片可显示重叠的前后位的关节盂表面，以及关节盂中心的肱骨头。

初步治疗

初步治疗首先需要使肩关节复位。早期复位很容易。沿肱骨方向直接牵引，柔和地内收、外旋进行复位。即使是刚刚骨折，这种复位方法也是安全的。应用缠绕在胸壁周围的带子来对抗牵引是必要的。复位时肩关节被外展30°。在做神经血管检查后，通过肩部固定器或吊带、绷带来实现固定制动的作用。

肩关节脱位要求紧急复位，即使患者刚吃过饭。肩关节脱位的时间越长，发生缺血性坏死的几率越高。

最终治疗

对单纯的肩关节脱位应制动3周，并于早期开始肌肉功能训练。患者年龄小于18岁且是第一次脱位，应该请骨科医师处理。这是由于存在潜在的骺板损伤及高复发率。

会诊时机

大血管的损伤是一种紧急情况，应该尽快进行外科手术修补。 肩关节脱位若合并肱骨头或肱骨干骨折或者两者同时发生，应该请骨科医师会诊处理。同样，对超过1～2天或是反复发生的肩关节脱位，也应该请骨科医师会诊。

并发症

并发症可能包括关节强直和肩袖撕裂损伤，这些可能需要外科手术处理。腋神经可能会被损伤。体征包括肩部外侧的浅触觉丧失。这一小区域的皮肤感觉是由腋神经的唯一一支感觉支所支配。腋神经损伤的另一个体征是复位后前后位X线片表现肩关节下方不全脱位。这是由于在神经功能恢复之前缺少了三角肌对肱骨上部的牵拉。

肱骨近端骨折

损伤机制

肱骨近端骨折常由肩部的撞击所致，老年人常为低能量的摔倒，而年轻人则是高能量的损伤。骨折可能同时并发肩关节脱位。

诊断

视诊可见骨折局部的软组织肿胀，也可能会出现皮下淤斑。多数情况下，骨折会累及肱骨解剖颈、肱骨外科颈、肱骨大结节和肱骨小结节。肱骨骨折可分为三类：肱骨外科颈骨折、肱骨大结节骨折和肱骨小结节骨折。

影像学检查

必须拍摄肩部纯正位和纯侧位（包括肩胛骨）的X线片。

初步治疗

所有的损伤应该在早期对患肢进行悬吊和冷敷。对移位小于1cm或成角畸形小于45°的肱骨大结节骨折（图14.1），可给予肩关节制动处理（表1）。

最终治疗

关节活动锻炼应于第3周开始，大多数的内固定治疗应于第6周开始并持续6个月。对肱骨外科颈骨折应该在患者清醒镇静的状态下进行骨折复位。牵引治疗适用于试图纠正骨折成角畸形而前臂有屈曲或内收时。前臂放置于悬吊装带上。制动治疗应该在关节活动锻炼之前进行3周，在第6周应该开始温和的负重锻炼。

会诊时机

对不稳定的复位、任何血管损伤和不能复位的骨

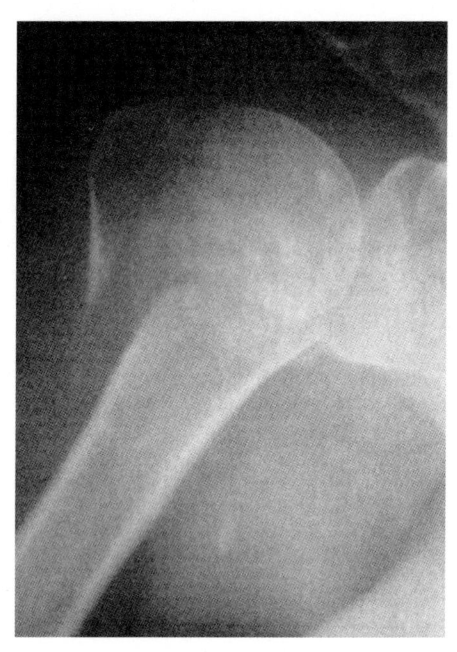

图14.1　不论肱骨大结节和外科颈骨折移位几个毫米，患者在非手术治疗后都应该获得完全无痛的关节活动。

表1　非手术治疗的适应证

非移位骨折	年轻患者肱骨大结节骨折上方移位<5mm或后方移位<10mm,老年患者肱骨大结节骨折上方移位< 10mm
肱骨外科颈骨折	任何合并骨感染的老年患者。年轻患者中，骨折移位小于骨干直径的50%，且成角畸形小于45°
复位的要求	患者愿意接受关节强直的可能
健康状况较差	患者不能耐受手术和麻醉
不能进行康复治疗	患者因十分虚弱而不能进行康复治疗或不愿接受手术后的康复治疗

折，都应该请骨科医师会诊处理。

并发症

并发症包括肩关节关节囊粘连(冻结肩)，该并发症常常导致患者关节活动受限。

肱骨干骨折

损伤机制

肱骨干骨折是由于臂部扭曲时的直接外伤或扭转暴力所致。

诊断

损伤通常表现为疼痛、肿胀和畸形。通常都要进行仔细的神经血管检查。在肱骨骨折中，桡神经损伤可以达到20%。体格检查发现拇指背部感觉丧失以及腕关节、指间关节伸展无力。

影像学检查

影像学检查包括前后位和侧位X线片，骨折类型包括横断的、斜行的、多段的以及粉碎性的。

初步治疗

早期稳定性包括在闭合夹板固定下的矫正和复位。骨折在重力和对抗牵引下被复位。然后夹板从对侧肩的上面，穿过颈后部，绕过肩下降到臂部，以90°弯曲角横过肘部，达手掌中间。

最终治疗

需要手术治疗的骨折包括：开放性骨折、复合性损伤，臂部动脉损伤，局部骨折，患肢骨折伴肘关节、肩关节及前臂的脱臼，双侧肱骨干骨折，病理性骨折以及失败的闭合性骨折复位。肥胖和不配合的患者也可能需要手术治疗。骨折复位允许接受20°前后成角，30°

内、外翻，且短缩不超过3cm。夹板固定直到骨折愈合。肘部活动开始于3周后。6周后，功能支具可以代替夹板固定。治疗持续6周，在骨折愈合的同时，功能支具仍需延续到12周。（图14.2）。

会诊时机

如果6个月后骨折未愈合，就应请骨科医师会诊。其他需要会诊的原因是需手术治疗和骨折愈合位置欠佳。

并发症

并发症包括复位失败。在夹板固定后，如果桡神经在腕下垂后仍能正常工作，就只需要移动并调整夹板。若在尝试闭合复位后腕下垂，则需紧急手术。患者治疗

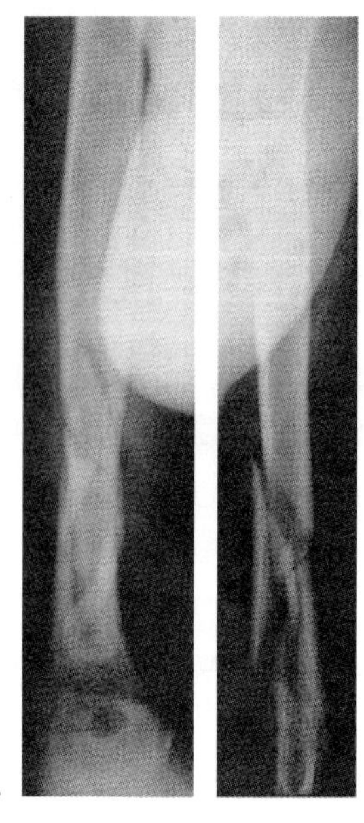

图14.2　A：青年人的闭合性肱骨干远端骨折。

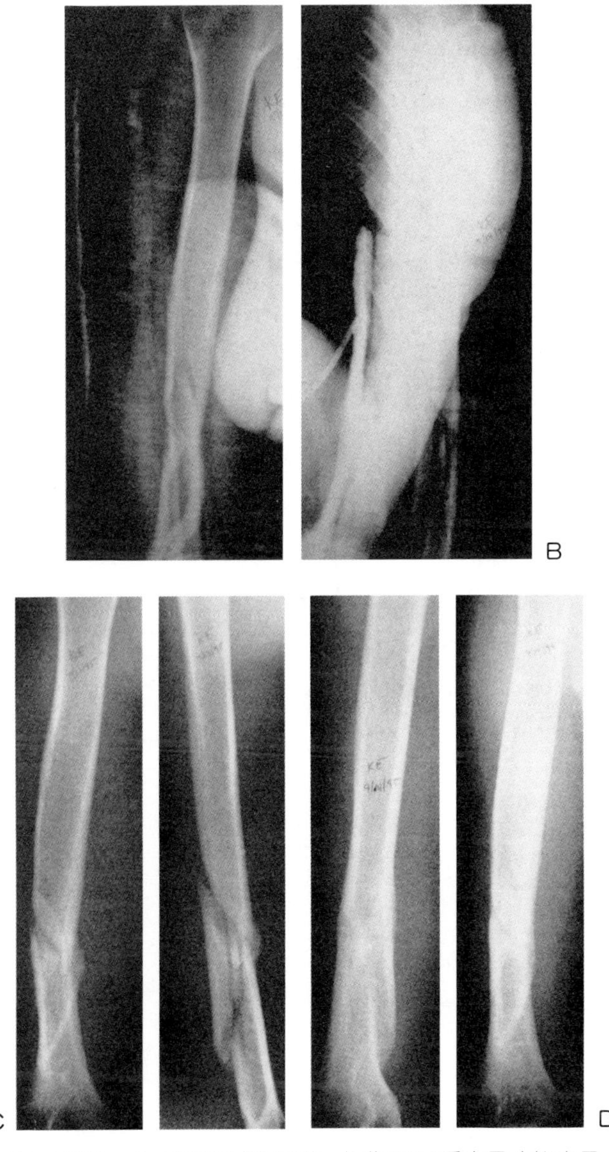

图14.2(续)　B:开始用夹板固定，损伤10天后应用功能支具。C：骨折愈合8周后的形态。D：损伤16周后的形态。

过程中，在发生腕下垂的情况下，手术探查神经无反应。骨折不愈合是另一个主要并发症。

（李鑫鑫 蔡昊 刘林 译 刘林 校）

第15章

肘关节骨折

David V. Lopez, Robert L.Kalb

肘部由肱骨远端、尺骨鹰嘴及桡骨头组成。后两部分互以关节相连，形成了上尺桡关节。这一章包括了肱骨末端骨折、桡骨头骨折、鹰嘴骨折和尺骨喙突骨折，以及肘部的关节脱位。

肱骨末端骨折（髁上与髁骨折）

损伤机制

在运动和娱乐场合中，摔倒压在张开的手上是很常见的，然而在职业竞技场中受到直接的冲击则更常见。

诊断

会有明显的压痛点、肿胀、畸形和肘关节的失稳。按照常规，应对肢体做一个系统的神经血管检查。

影像学检查

前后位、侧位和斜位X线片会显示骨折。CT检查对髁骨折会有所帮助（图15.1）。有骨干与肱骨髁间分离，伴有延伸至髁间的失稳。髁骨折可累及肱骨小头或滑车，也可同时受累。

初步治疗

肘应该被侧方悬吊，应用一个长臂后部夹板外固定，保持肘部关节屈曲90°。用一个吊腕带来支持，冷敷可以减少肿胀。

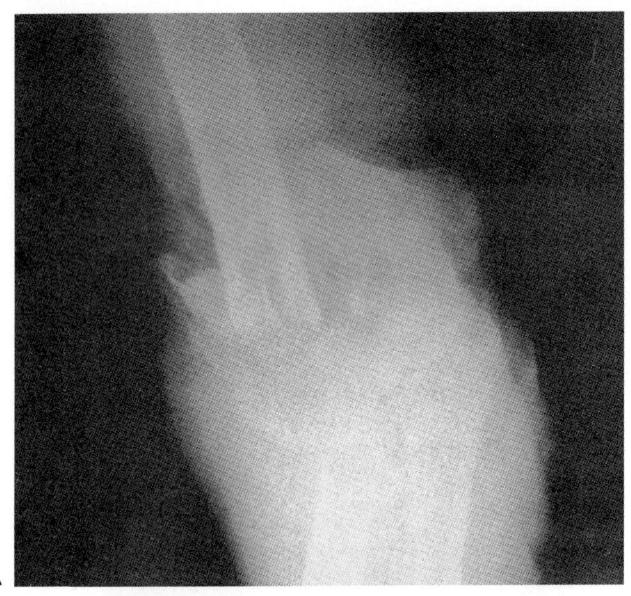
A

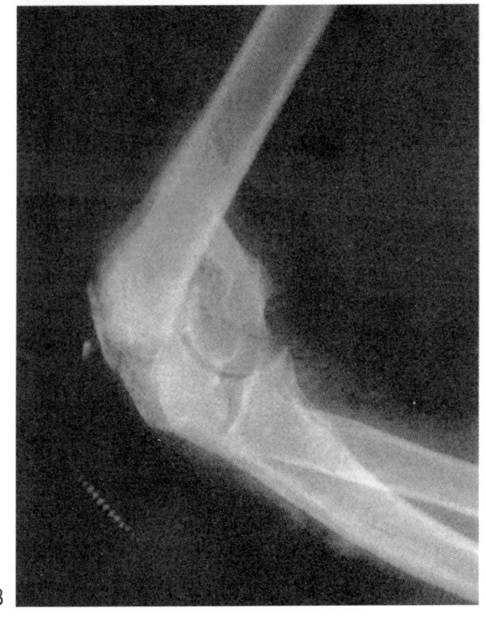
B

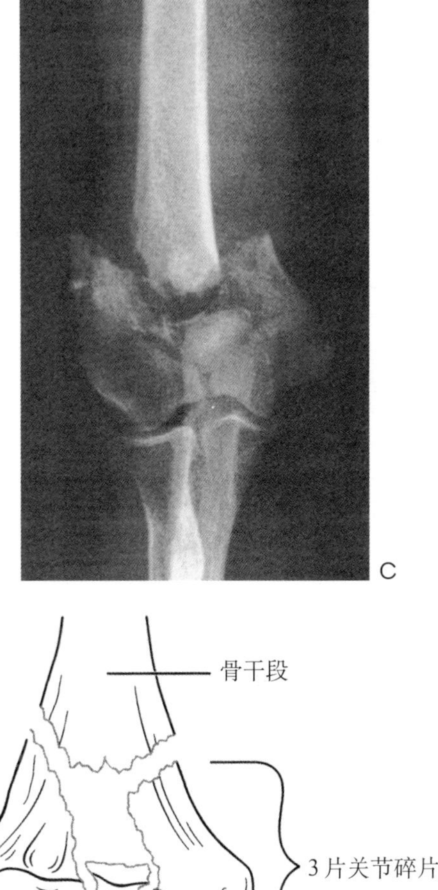

图15.1 由于骨的重叠，前后位(A)和侧位(B)的X线片，显示出的骨的细节很不理想。骨折牵引术的X线片(C)很好地显示了骨折的重要细节，让医师可以做好充分的术前计划(D)。

最终治疗

如果肱骨末端骨折移位，则需手术治疗，并就移位损伤请骨科医师评估。

会诊时机

和有神经血管方面损伤一样，移位骨折也应会诊。

并发症

并发症包括关节强直、丧失活动能力、疼痛、畸形愈合及骨不连。

桡骨头骨折

损伤机制

最通常情况下，桡骨头骨折是由跌倒时肘伸直，前臂旋前位手掌触地导致的（图 15.2）。

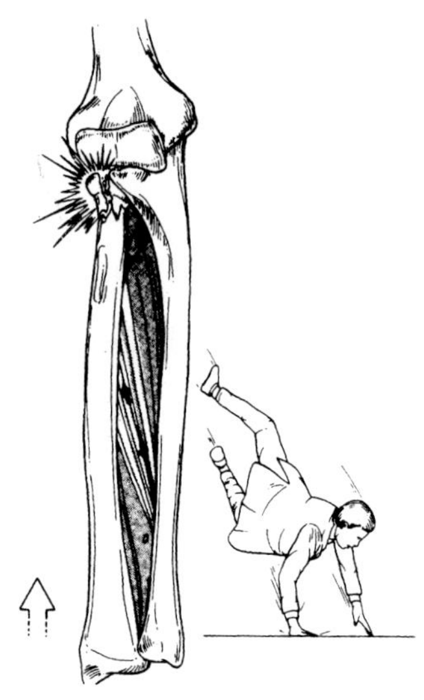

图 15.2　这样的摔倒可以造成前臂的骨折，也会造成骨间膜的牵拉或破裂。

诊断

压痛集中在肘关节的侧面。

影像学检查

X线片应该包括前后位、侧位和斜位。如有压痛，前臂和腕部也应拍片。骨折可能是无移位的、移位的、粉碎性的(大于两块)，或者伴有肘或腕关节脱位。

初步治疗

对无移位或局部移位的骨折评价肘部的活动范围，以便机械固定。首先，从桡骨小头关节处进行血肿抽吸。这是由外上髁骨性标志、桡骨小头和鹰嘴组成的三角区域的中心，用10mL 1%的利多卡因局部浸润。屈伸从0°到160°，旋前90°和旋后90°都正常。弯曲和伸展的范围一般在0～160°之间。在肘关节弯曲15°的条件下，完成内翻和外翻压力下的韧带测试。外翻的不稳定显示了内侧副韧带撕裂。伴有肘关节脱位应该被复位(见“肘部骨折脱位”部分)。最后肘部被后部夹板固定在120°的位置。

最终治疗

对无移位骨折，在没有剧烈疼痛的情况下，用吊带和长臂夹板固定。没有一种机械装置可将移位骨折像无移位骨折一样治疗。早期活动可降低关节僵硬的发生。桡骨小头骨折一般不需要夹板，因为完整的韧带会保持它的正确位置。

会诊时机

若有活动障碍，可能需要外科手术治疗，而且也应给予会诊。对粉碎性骨折、腕关节和前臂压痛（可能为Essex-Lopresti损伤）或肘部不稳定，应采用夹板固定并给予会诊。

并发症

即使最低限度的移位骨折，也会出现活动范围无法恢复正常的情况。这不会对功能产生太大的影响，因为正常的肘部功能只需要100°的活动范围。

鹰嘴骨折

损伤机制

这种骨折常由直接的撞击所致。

诊断

压痛、肿胀和淤血都是在肘部的尖端。

影像学检查

肘部的前后位和侧位X线片足以明确诊断(图15.3)。判定是采用手术治疗还是保守治疗，必须先确定关节内的移位情况。在移位小于2mm和肘部关节屈曲90°时移位没有增加的情况下才会考虑保守治疗。

初步治疗

受伤的肘部被后部夹板固定在20°。垫高或冰敷都可以使肿胀和不适的程度减到最小。

最终治疗

无移位的、采用保守治疗的鹰嘴骨折，需要被后夹板固定在20°的位置，持续4周。在7～10天通过复查X线片来确定没有移位的情况。在前三周内使用吊带，在可以活动后，肘部重新用夹板固定在屈曲90°的位置。在6～12个月之内尽量避免做最大范围的活动。

会诊时机

对所有的移位骨折，都应在1周之内请骨科医师会诊。

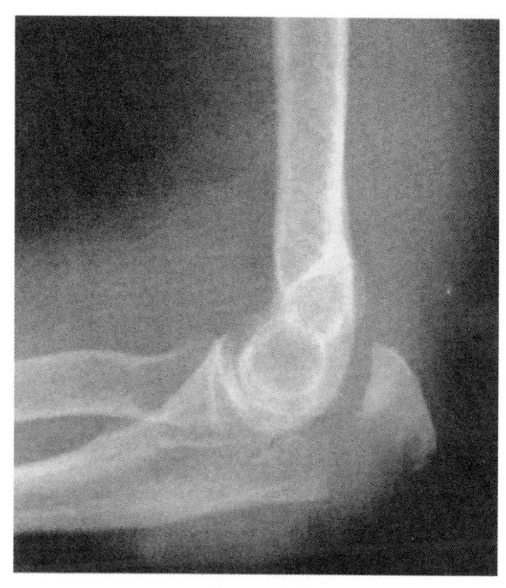

图15.3　鹰嘴骨折。应记录关节面的粉碎和断裂；一个清晰的侧位像对充分显示关节是十分必要的。三头肌腱的收缩力是造成近端受牵拉，断裂移位的力量来源。

并发症

并发症可能包括无移位骨折的晚期移位、屈曲或伸展的范围缩小或在受到冲击创伤时导致关节损伤。

肘部骨折脱位

损伤机制

伸展过度的拉伤或是轻度屈曲肘部的轴向受力都会导致肘部骨折及关节脱位。

诊断

疼痛和肿胀是最主要的临床表现。有必要进行详细的神经血管检查。

影像学检查

当伴有骨折或合并肱骨内上髁骨折时，拍摄前后位片和侧位片是基本的要求。肱骨经常会在后部、内侧、外侧或前面一起发生脱位。同样冠状突也有骨折的可能（图 15.4）。

初步治疗

尽可能地纠正脱位(图15.5)。有意识患者保持镇静对操作的顺利进行有很大的帮助。一种办法是在对前臂做牵引的同时对上臂做反向牵引。在肘部做屈曲前一定要做好内、外侧的校准。肘部复位后可恢复全范围的活动，稳定性可通过内、外翻的压力进行测试。

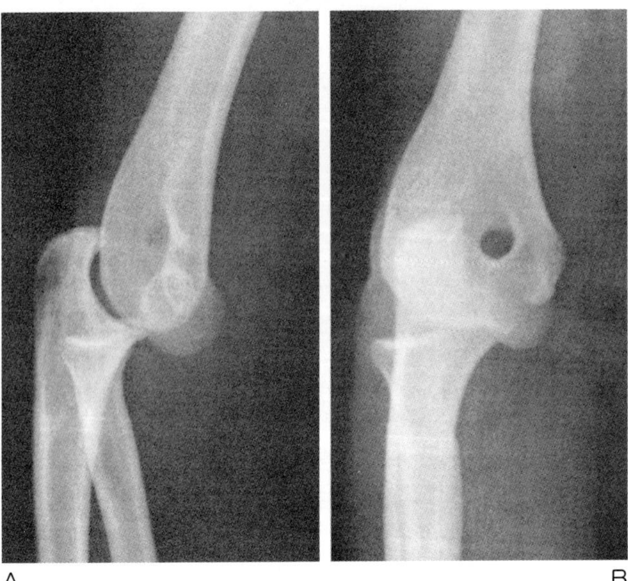

图 15.4　观察肘后位脱位的侧位片(A)和正位片(B)，喙状突受困于滑车。在这种损伤中，喙状突可能会因为冲击而骨折。

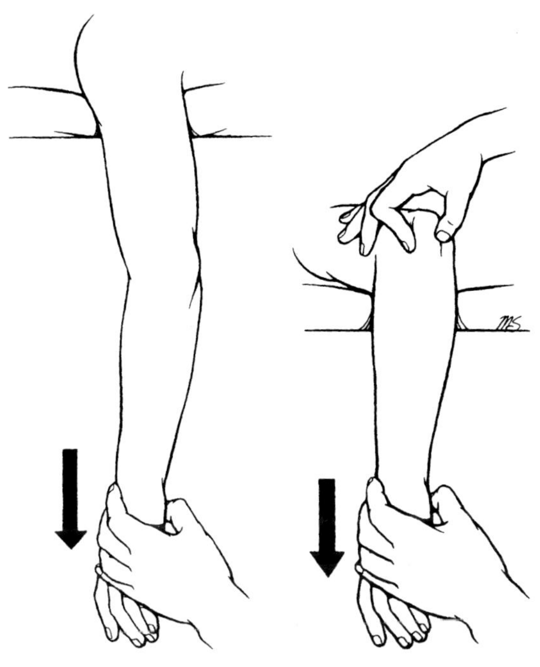

图15.5　前上臂从担架边垂下。随着腕部对前臂做缓慢的拉伸，外科医生用另一只手对鹰嘴做引导复位。

最终治疗

脱位被复位情况稳定至少3周之后才可以开始积极的大范围活动的物理治疗。如果肘部没有被屈曲固定在120°，三头肌作用在固定肘部的力量就会减少，肘部复位有可能失败。

会诊时机

不稳定脱位伴关节骨折、冠状突骨折，还包括脱位无法顺利复位，或怀疑有间室综合征(突发性的)，都需要骨外科医师的照料。

并发症

主要包括丧失活动能力。异位骨化（骨外的骨生成）或许是其原因。无论成人或儿童，防止肘部做被拉伸的动作是很重要的，因为这也许会导致异位骨化。

（孟华鹏 刘林 译 刘林 校）

第 16 章

前臂和桡骨远端骨折

David V. Lopez, Robert L.Kalb

前臂由桡骨干和尺骨干组成。维持其解剖关系可保持旋前和旋后。所以很多前臂骨折都需要手术固定。本章也将阐述桡骨远端损伤。

前臂骨折

损伤机制

直接暴力或跌倒时上肢伸直可导致这种损伤。

诊断

前臂骨折表现为肿胀、疼痛和局部压痛。在这个区域,神经血管的结构与骨结构很接近,仔细的检查是重要的。

影像学检查

前后位和侧位平片可为诊断和治疗提供足够的信息(图 16.1)。桡骨和尺骨可单根骨折也可双折。孟氏骨折(图 16.2)指尺骨近端骨折合并桡骨头脱位。盖氏骨折(图 16.3)指桡骨下 1/3 骨折合并下尺桡关节脱位或半脱位。

初步治疗

除了尺骨单根骨折(棒击骨折),所有损伤最好用长臂后侧夹板制动。可能需要指套牵引以矫正成角。单根尺骨骨折移位小于50%或成角小于15°可以采用非手术治疗。可用长臂后侧夹板治疗。

最终治疗

换夹板用石膏管型固定 8 周。

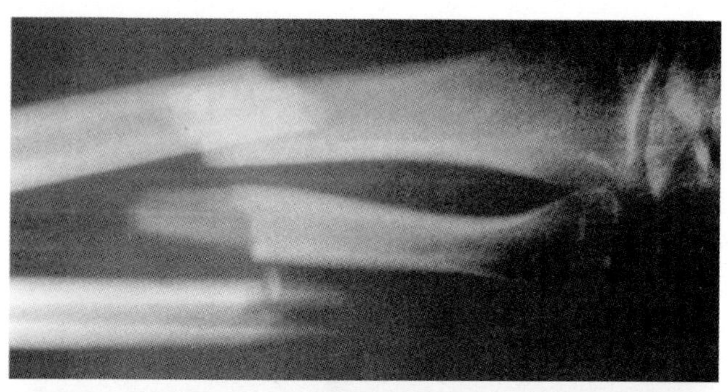

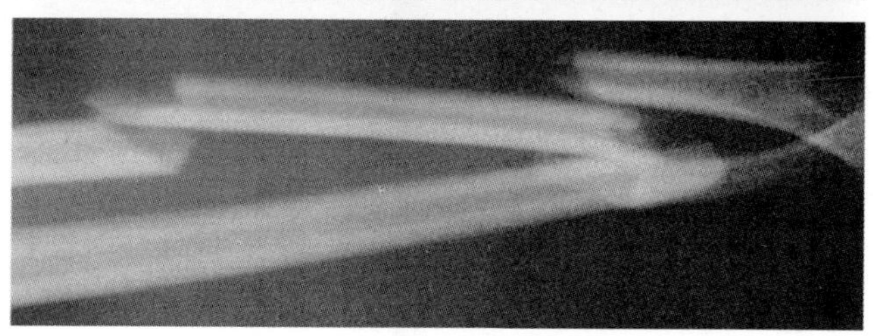

图 16.1 女性，34 岁，前臂双骨移位的骨折，为机动车交通事故所致。桡骨骨折是多段的。

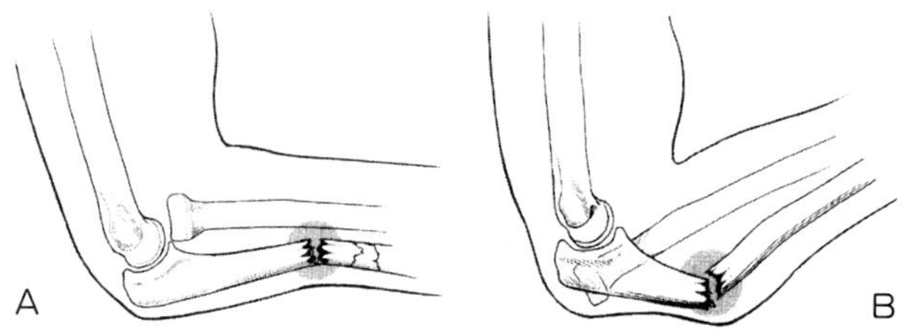

图 16.2 孟氏骨折的 Bado 分型。A：I 型。桡骨头前脱位，尺骨干骨折前成角。B：II 型。桡骨头后脱位，尺骨骨折后成角。

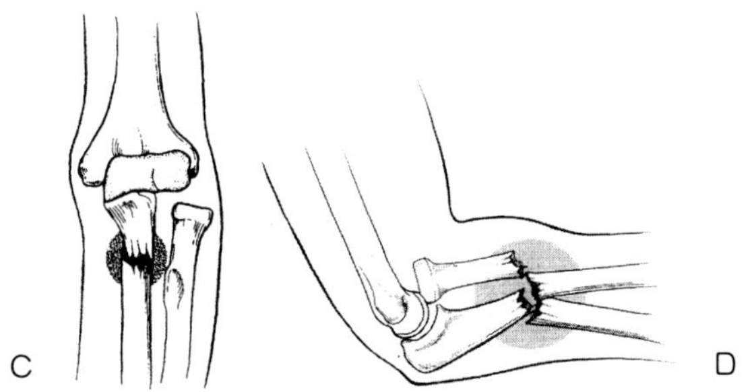

图16.2(续) C：Ⅲ型。桡骨头外侧或前外侧脱位，尺骨干骺端骨折。D：Ⅳ型。桡骨头前脱位，尺桡骨双折。

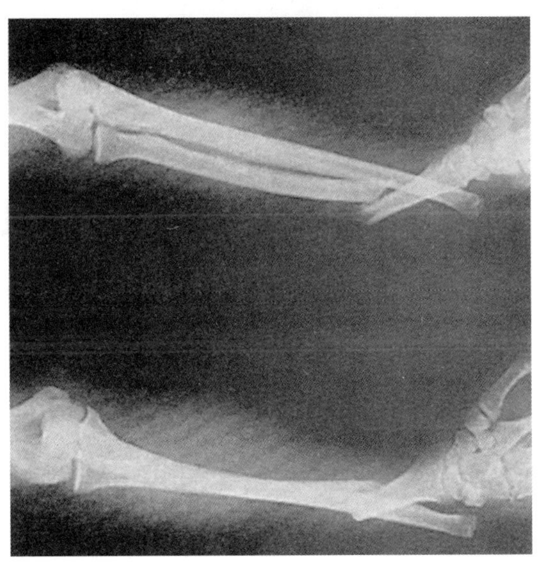

图16.3　女性，25岁，闭合孟氏骨折术前后位和侧位X线片。

会诊时机

除了单根尺骨骨折，所有前臂骨折应在1周内会诊，以决定是否手术治疗。

并发症

在评价前臂骨折患者时，医师应清楚骨筋膜间室综合征。这是指在不能膨胀的前臂掌侧间隔内压力增加。其特征有五点：疼痛、感觉异常、压力、苍白和无脉。最早和最可靠的症状是与损伤不成比例的疼痛。最早的体征是正中神经支配区（拇指掌侧）轻触的感觉减退。另一个早期体征是拇指被动伸直引起的疼痛。骨筋膜间室综合征是急症手术，需将筋膜切开，一旦可疑，应紧急会诊。同时马上去除石膏管型和 Webril。

桡骨远端骨折

损伤机制

这种损伤在老年人和骨质疏松患者中非常常见。最常见的原因是跌倒时手伸直撑地。

诊断

腕部疼痛、肿胀和畸形的症状明显。

影像学检查

前后位和侧位平片即可诊断。这些骨折发生在桡骨远端骨干区。远端骨块可向掌侧或背侧移位和成角。

初步治疗

对未移位的桡骨远端骨折应使用短臂石膏管型。注意石膏管型掌侧远端边缘的止点在近端掌纹的重要性。石膏管型掌侧边缘必须呈 45°角，就像掌纹一样，以允许小指掌指关节屈曲（图 16.4）。移位的骨折应通过指套与上臂弹力织物以15磅力对抗牵引15分钟予以复位（图 16.5）。这样可使骨折牵开并自己复位。在牵引过程中，用食指和拇指紧紧抓住近端和远端的骨块。将远端骨块推向近端骨块的边缘以矫正畸形（图16.6）。

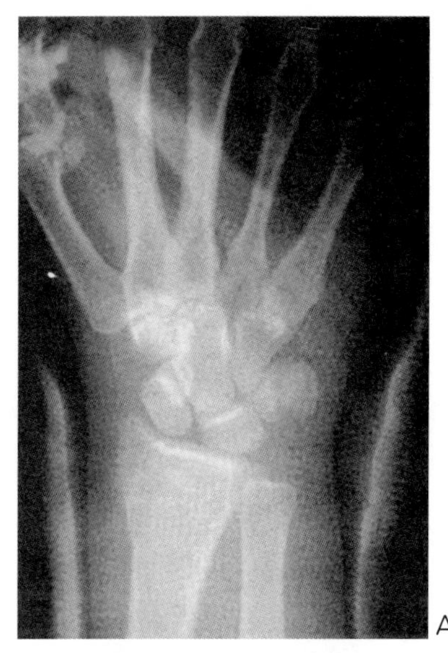

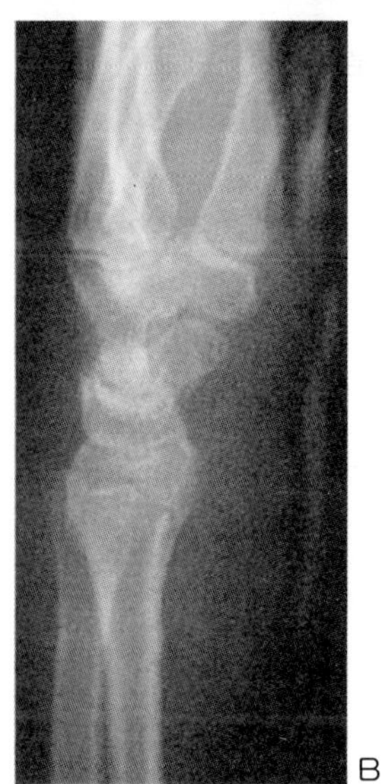

图16.4　A,B：关节外桡骨远端骨折，石膏管型制动。

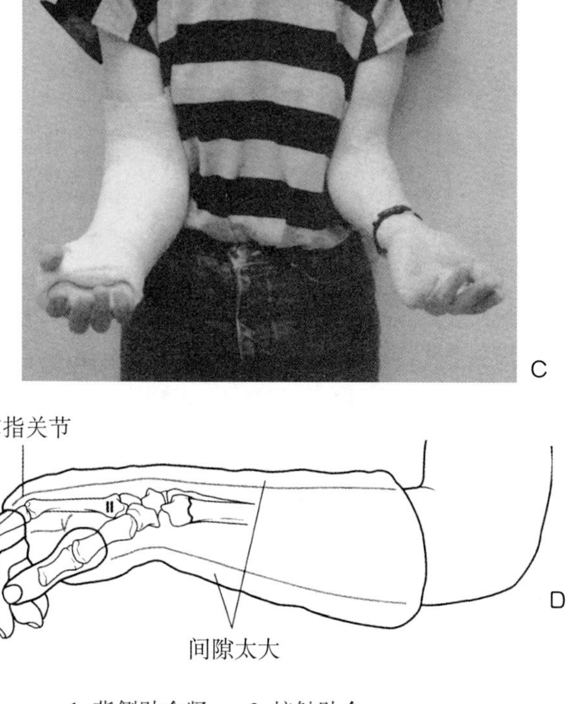

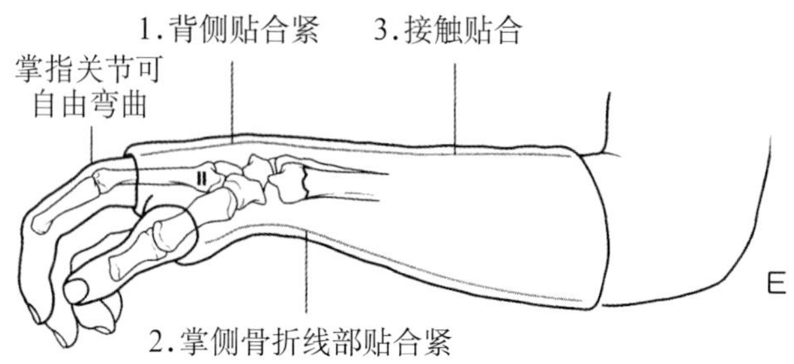

图 16.4(续) C：可见石膏管型完全旋后位固定。D：前臂石膏管型过于靠近远端，妨碍了掌指关节（MCPJ）活动。应用石膏管型时必须注意要使所有掌指关节能完全屈曲。E：理想的石膏管型要短至手掌，以使在提供三点骨折支撑时手指能屈曲。

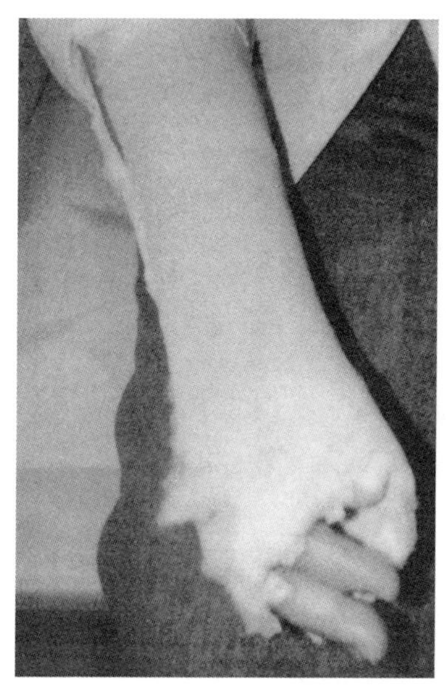

图16.4(续) F：患者使用的夹板过于靠近远端，完全妨碍了拇指功能以及其他手指的屈曲。

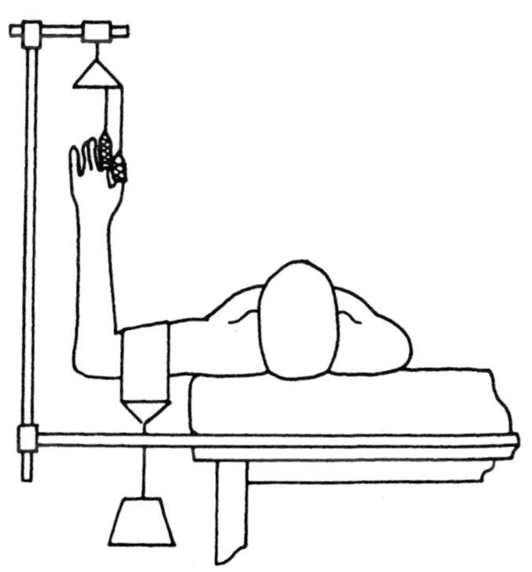

图16.5 桡骨远端骨折指套悬吊。

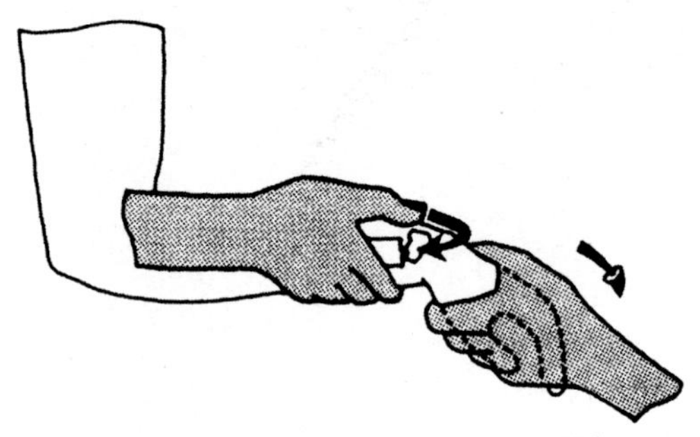

图 16.6　Colles 骨折复位技术，通过手法复位实现最终复位。

在牵引下短臂石膏管型固定，并拍摄复位后X线片。如果复位可以接受，在短臂石膏管型变硬后去除牵引。然后在屈肘90°位下将石膏管型延长为长臂石膏管型（图16.7）。

最终治疗

2周时可将长臂石膏管型改为短臂石膏管型，再固定4周以使骨痂形成。进行全面的治疗，并进行手指活动范围和肌力练习。

会诊时机

当患者骨折部位复位前或复位后不可接受时应进行会诊。侧位平片可接受的复位是桡骨远端关节面掌倾0°～15°。前后位片必须显示桡骨不比尺骨短才是可接受的（图16.8）。

并发症

医师应知道，在每周X线复查的最初3周，复位可能失败。在愈合的最初3周遇到复位失败应紧急与骨科医师会诊。

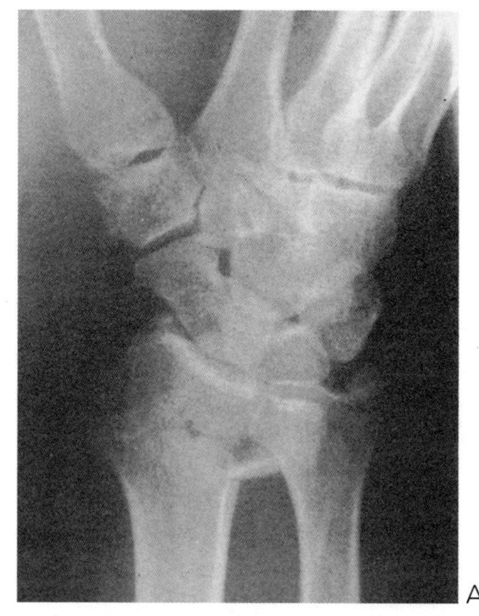

A

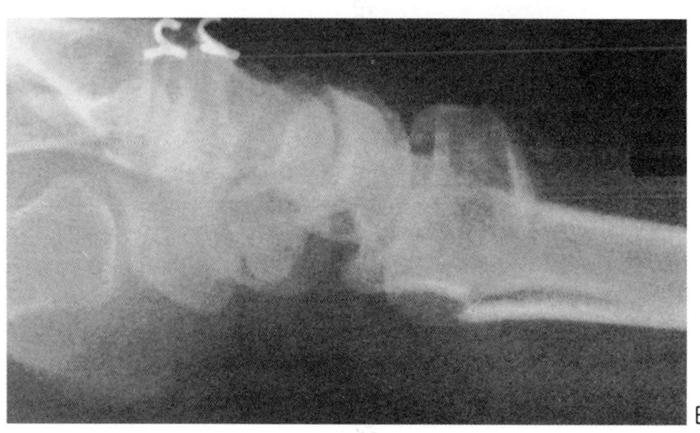

B

图16.7　A，B：这个Colles骨折的短缩的固有的不稳定性是由于损伤时骨质压缩造成的。

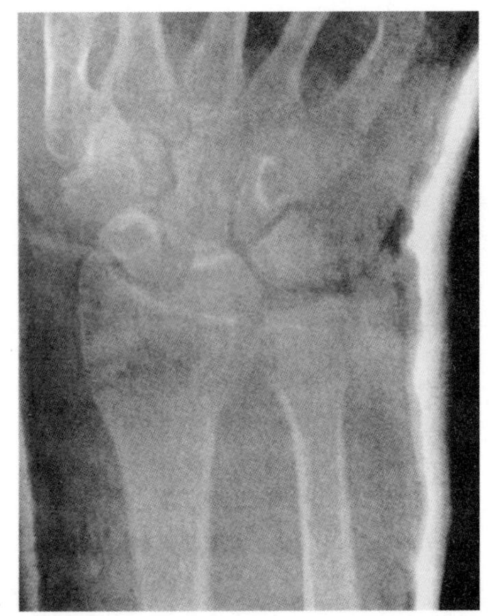

C

D

图 16.7(续)　C，D：复位后，石膏管型三点固定有助于维持对位和长度。

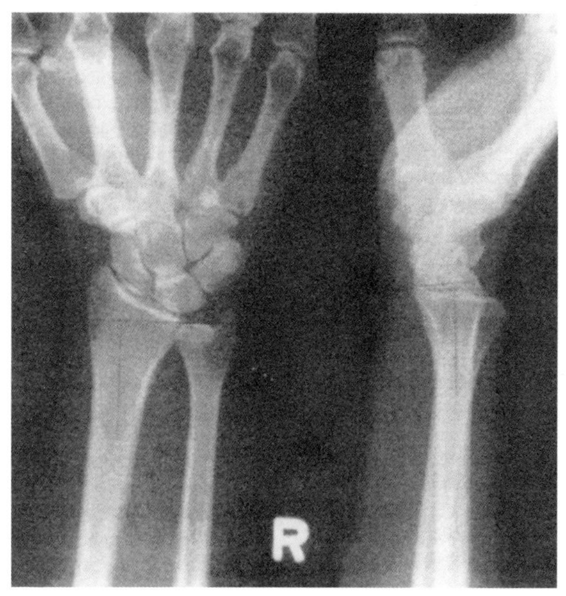

图16.8　复位充分的影像学参数。

（刘林涛 译　叶伟胜 李世民 校）

第17章

腕和手部骨折

Garrick A. Cox, Robert L.Kalb

腕骨骨折

桡骨骨折常合并其他骨折和脱位。舟骨是最常见骨折的腕骨，其次是三角骨。

舟骨

舟骨是最常见骨折的腕骨（图17.1）。舟骨按从远及近的方向接受血供。因此，舟骨近端骨折有较高的不愈合率。

损伤机制

腕过伸位时桡骨背侧缘切入舟骨。所有移位的舟骨骨折均需要手术治疗。

诊断

注意鼻烟窝压痛。

影像学检查

需拍摄4张X线片：腕尺侧分离前后位、桡侧分离前后位、斜位和侧位。可获得特异的舟骨影像并被放大。

初步治疗

如果骨折无移位，可使用拇指人字形石膏管型，并置腕于背伸位。如果临床检查怀疑舟骨骨折（鼻烟窝疼痛），但X线片未见骨折线，则用拇指人字形石膏管型固定2周。2周后去除石膏管型并复查X线片。如果在复查X线片上仍未见骨折线，但临床压痛依然存在，继

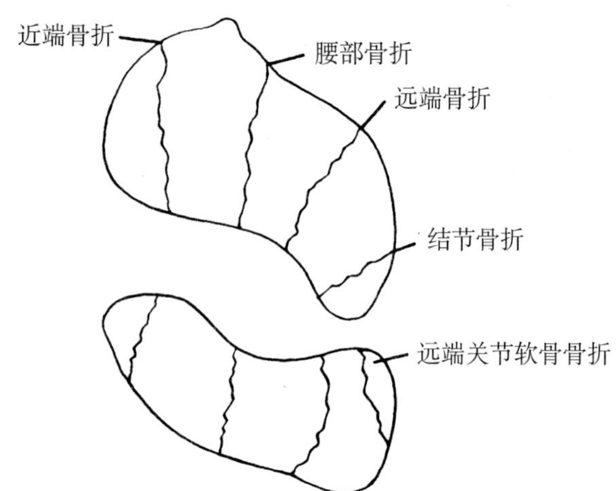

图17.1 舟骨骨折类型。舟骨在所有平面都容易骨折。约65%发生在腰部，15%通过近端，10%通过远端，8%通过结节，2%位于远端关节面。

续用拇指人字形石膏管型，并在3周后再复查。

最终治疗

无移位的舟骨骨折用长臂拇指人字形石膏管型固定1个月，然后用短臂拇指人字形石膏管型固定，直到2～6个月骨折完全愈合。计算机断层扫描有助于诊断骨折是否愈合。吸烟者骨折愈合慢，而且不愈合率更高。所有患者应戒烟。对所有移位骨折需手术治疗。

会诊时机

所有移位骨折均应会诊。

并发症

舟骨骨折最常见的并发症是骨折不愈合、缺血性坏死和关节炎。不愈合和缺血性坏死需手术治疗。关节炎用夹板、非甾体类抗炎药物、注射和活动改进治疗。如果这些方法失败，也可手术治疗。

其他腕骨骨折

月骨、头状骨、三角骨、豌豆骨骨折都要比舟骨骨折少见得多。在做劳损、扭伤或挫伤的诊断前应明确排除骨折。这些骨折最常见薄片或撕脱骨折，可用短臂石膏管型固定1个月保守治疗，直到症状缓解。对所有关节面移位骨折均应进行会诊。

掌骨骨折

掌骨骨折包括掌骨基底、干、颈和头的骨折。关注其他情况，如开放伤口、脱位以及是否1个掌骨以上骨折至关重要。

诊断

损伤局部疼痛并常伴有畸形。常规确定所有手指的旋转力线。如果掌骨骨折没有在掌指关节屈曲90°位固定，可发生手指重叠。

影像学检查

拍摄前后位、侧位和斜位X线片。

手术治疗的指征

手术治疗适用于下列情况：

· 拳击者骨折（第五掌骨颈骨折）复位后成角持续大于40°。

· 掌骨干骨折成角大于10°。

· 累及拇指关节的移位的关节内骨折。

· 头状骨-掌骨脱位。

· 所有不能矫正的异常旋转。

无移位骨折的治疗

即使无移位骨折发生于关节内，也应用槽形夹板固定。拇指掌骨骨折应使用人字形石膏管型治疗。食指掌骨骨折可用桡侧槽形夹板治疗，并去掉拇指的孔以允许其正常活动。中指、环指和小指掌骨骨折应使用尺侧槽形夹板固定 1 个月。

拳击者骨折

拳击者骨折发生于小指掌骨颈（图 17.2）。成角大于 40° 应复位（图 17.3）。尺侧槽形夹板固定 3 周，然后每天活动 2 次。

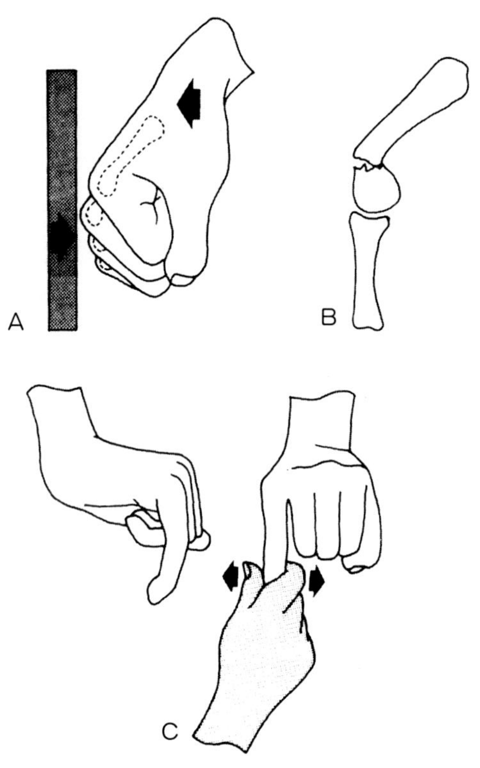

图 17.2　第五掌骨拳击者骨折及复位技术。A：损伤机制。B：背侧成角。C：骨碎块牵引。

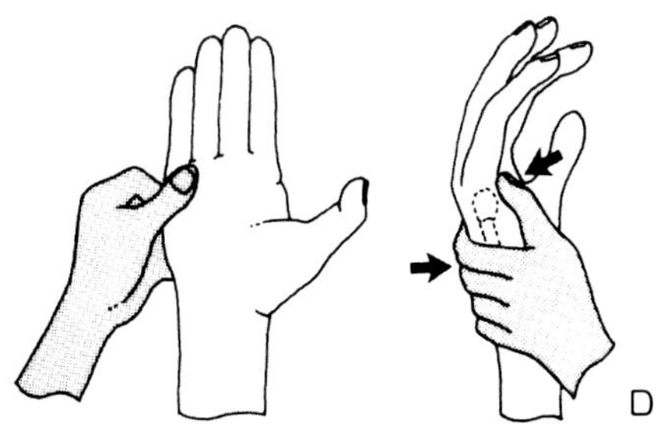

图 17.2(续)　D：复位操作。

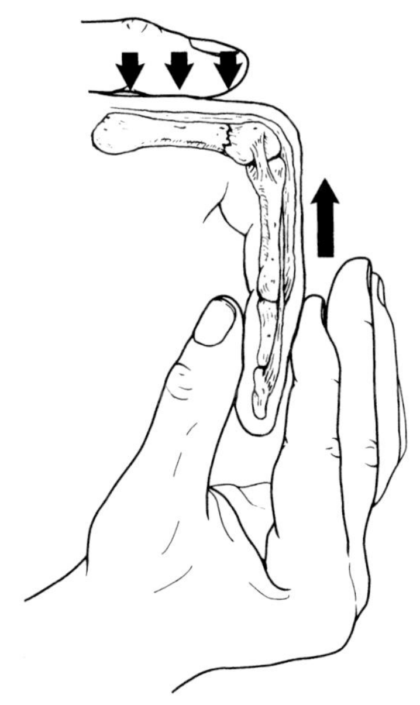

图 17.3　掌骨骨折最好的复位方法是手指伸直作杠杆力臂，通过掌指关节施加背侧直接作用力，矫正掌骨骨折旋转力线。

掌骨骨折的合并损伤

所有掌骨头上的伤口都要排除咬伤和打在嘴部的击伤。这些损伤感染率高，常需手术冲洗和清创(图17.4)。

并发症

掌骨骨折的并发症包括畸形愈合、不愈合和肌腱粘连。畸形愈合和不愈合需要手术治疗。对于粘连，开始用加强的理疗处理。如果失败，需要手术松解。

手指

无移位的骨折可以用并指指套固定1个月。会诊所

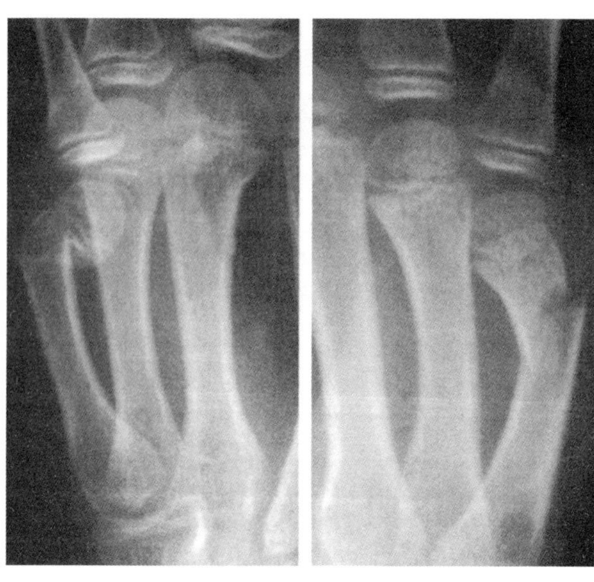

图17.4 A：第五掌骨颈典型的拳击者骨折。B：这个骨折主要发生于骨干，不应诊断为拳击者骨折。

有关节内移位的骨折。背侧伸肌腱在远端指间关节处撕脱（锤状指）伴或不伴撕脱骨折用叠状夹板治疗（图17.5）8周。如果需拿掉夹板，必须维持指尖在过伸位，直到去除夹板。

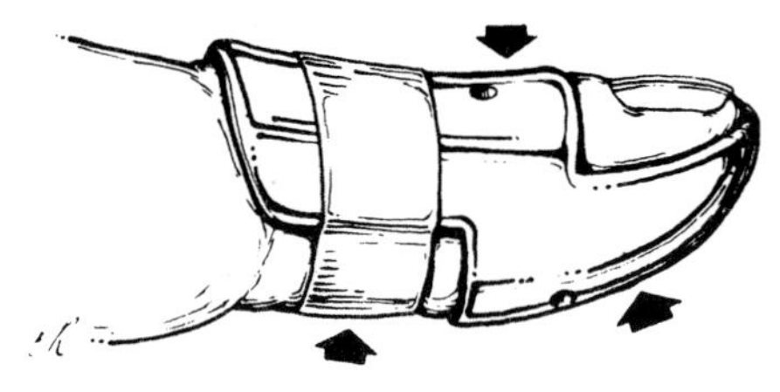

图17.5　叠式夹板。

（刘林涛 译　叶伟胜 李世民 校）

第18章

儿童骨折

Carrick A. Cox, Robert L.Kalb

如何认识骨折

儿童骨折的诊断可能是困难的。X 线片常常不显示骨折，而依据临床上生长板点压痛做出诊断。如果点压痛位于生长板，则存在骨折。X线检查的目的是判断骨折是否移位。

成人或儿童拍摄 X 线片的指征是骨上的点压痛、畸形以及损伤肢体不能负重。如果患者在损伤局部没有骨上的点压痛，而且负重时不引发疼痛，则不需要拍摄 X 线片。

儿童的韧带比生长板软骨(长骨体生长部或骨骺)坚强。生长板被认为是最薄弱的一环，首先损伤。儿童在韧带断裂前长骨体生长部先破裂。所以对儿童不应做出扭伤的诊断。

骨

儿童的骨有弹性，类似于塑料蝇拍柄。他们的骨骼可以变形和弯曲而不发生皮质断裂。这种“塑料性”畸形发生于前臂损伤时的桡、尺骨干。通常被诊断为前臂双弯曲骨折。见于 3 岁以下儿童，此时骨最具延展性。儿童骨质在极度弯曲时也可发生一侧皮质断裂。这种骨折被诊断为青枝骨折。(如果你试图折断一根青嫩的树枝，可只有一侧断裂，因而称之为青枝。)

如果你对正常的前臂力线搞不清楚，记住尺骨永远是直的，正常桡骨存在一个10°～20°小的背屈。你也可以通过比较正常未损伤一侧的X片来判断正常的力线。通常要确定双前臂是在同样的旋转、屈曲和伸直位时拍摄X线片，以获得准确的比较。在治疗所有肘部损伤时比较影像是重要的，因为15岁以前肘部有多个骨化中心。

Salter-Harris分型

Salter-Harris分型系统（图18.1）基于生长板的骨折表现。长骨的末端是骨骺。生长板是骺板（长骨体生长部）。长骨体生长部以下的移行部是干骺端。骨的干部是骨干。

Salter-Harris Ⅰ型

Salter-Harris Ⅰ型是通过骺板的骨折，X线检查正常。此型骨折通过生长板点压痛诊断。通常见于婴儿和年龄小的幼儿。用石膏管型治疗。

Salter-Harris Ⅱ型

Salter-Harris Ⅱ型骨折表现（图18.2）为穿过生长板并位于干骺端的骨折线。更多见于大龄儿童。发生于股骨远端生长板时生长障碍最常见。此型骨折移位，应进行骨科会诊。应在全麻下行切开复位。

Salter-Harris Ⅲ型

Salter-Harris Ⅲ型骨折（图18.3）累及骨骺和骺板。为关节内骨折，如果存在移位，必须手术治疗。最常见于胫骨远端，并比前两型骨折更常合并生长停滞。应予以解剖复位。

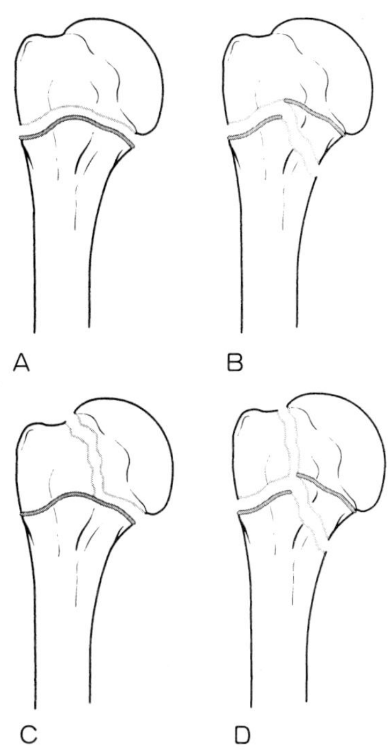

图18.1　肱骨近端骺板骨折。A：Salter-Harris Ⅰ型。B：Salter-Harris Ⅱ型。C：Salter-Harris Ⅲ型。D：Salter-Harris Ⅳ型。

Salter-Harris Ⅳ型

类似Salter-Harris Ⅲ型骨折，Salter-Harris Ⅳ型骨折为关节内骨折，需解剖复位。如果骨折无移位但有移位可能，应向骨科医师咨询，研究其X线片。

虐待伤

对所有可能存在受虐病史的患儿都应拍摄上、下肢长骨X线片做全面诊断。从这些X线片上可以看到

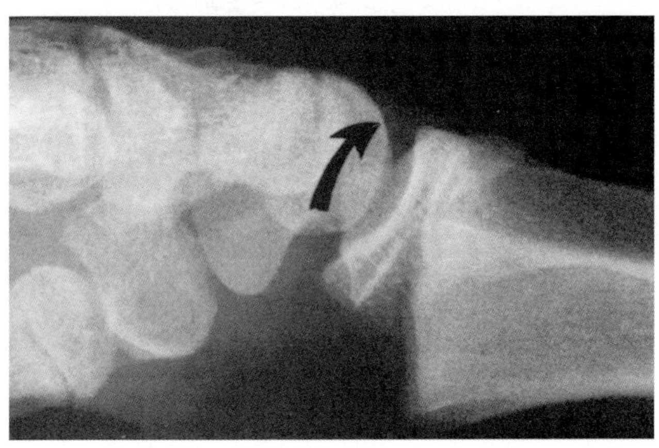

图 18.2 背侧移位的骺板骨折(A 型)。远端骨骺携带一小的干骺端骨块相对近端干骺端骨块背侧移位(箭头所示)。

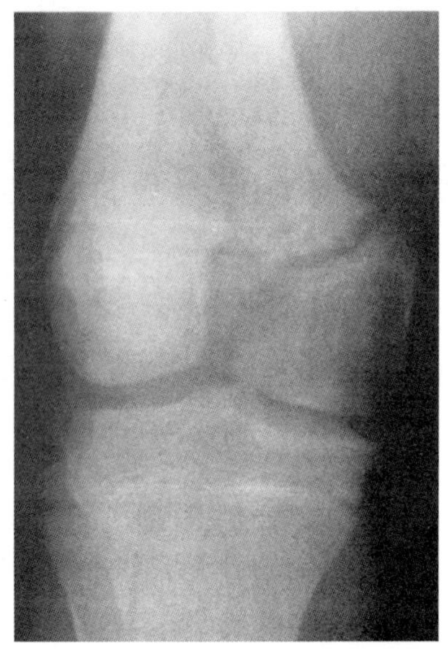

图 18.3 股骨远端 Salter-Harris Ⅲ型骨折分离。注意从生长板向远端延伸进入髁间切迹并移位的垂直骨折线。

不同长骨不同愈合时期的骨折影像。角部骨折通常见于儿童虐待。这种骨折位于长骨干骺端角部。最常见的部位是股骨远端和胫骨近端。其他与虐待伤有关的骨折是肱骨骨折、股骨骨折和肋骨骨折。

骨折患儿的会诊

和成人骨损伤一样，对所有儿童开放性骨折应请骨科医师会诊。开放性骨折可只合并皮肤一个小的刺伤。由于损伤时造成畸形的暴力作用，这个刺伤可位于骨折几英寸远的地方。因为存在神经损伤和生长板停滞的高危风险，脊柱或膝部骨折的患儿也应会诊。对肘部所有骨折应拍摄双肘X线片进行对比。因为肘部有延迟的骨化中心，所以应请骨科医师会诊这些X线片。所有关节内移位骨折的患儿都应会诊。

桡、尺骨干骨折，胫骨骨折和腓骨骨折

如果桡、尺骨干骨折（图18.4）或胫骨骨折（图18.5）的移位大于50%或成角大于10°都应会诊。这些

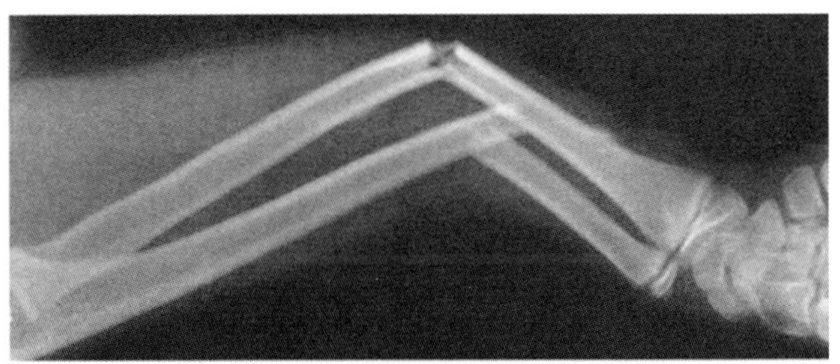

图18.4　顶端向掌侧成角45°。

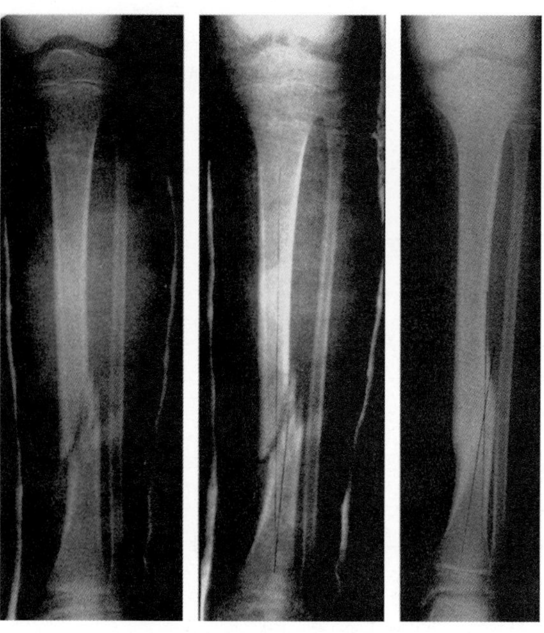

图18.5　10岁患儿不合并腓骨骨折的胫骨下1/3骨折的前后位X线片。A：冠状面力线可接受（注意胫骨近端和远端生长板是平行的）。B：伤后2周之内出现内翻成角。C：X线片显示骨折愈合，存在10°的内翻成角，因为随着骨的生长可变直，所以是可接受的。

骨折的治疗包括长臂或长腿石膏管型固定。根据患儿年龄石膏管型维持4~8周。

锁骨骨折

锁骨骨折儿童不需复位。靠近肩锁关节的远端锁骨骨折或靠近胸骨的近端骨折移位时，或骨折碎块将皮肤顶起时应予以会诊。但大多数骨折发生于锁骨中

1/3，而且常常用简单的吊带或“8”字绷带即可治疗。对大龄儿童，吊带比“8”字绷带更舒服。

肩部骨折

肩部骨折最多为肱骨外科颈骨折。只要骨端接触不小于50%且成角小于45°，常没有必要对骨折进行复位或手法整复。使用接合夹板和吊带治疗3周，直到压痛消失。

肱骨干骨折（图18.6）在前后位和侧位X线片上成角不超过25°时愈合良好。像成人骨折一样，先用接

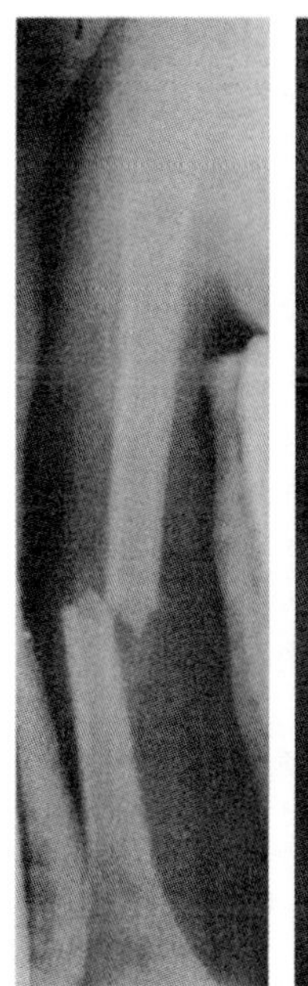
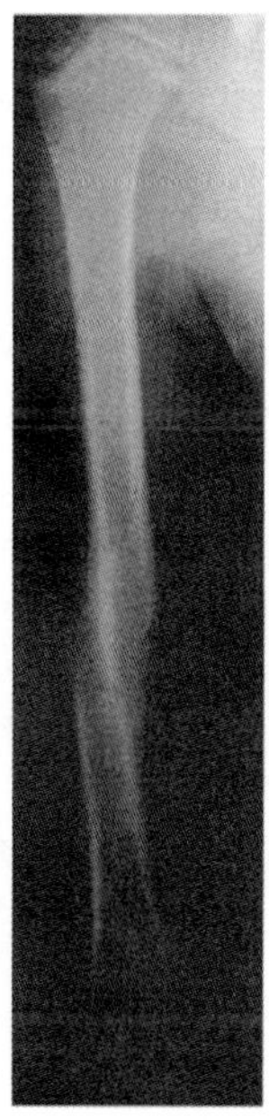
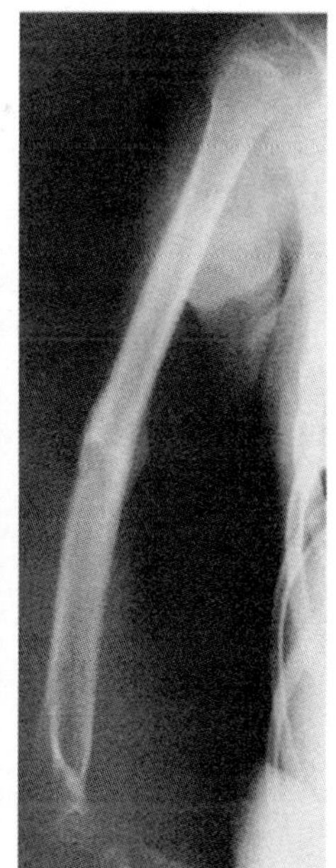

A～C

图18.6　A：肱骨骨折在轻度内翻和枪刺状畸形下愈合是可接受的。B，C：最终结果，力线基本正常。

合夹板固定，然后换成肱骨骨折支具（图18.7）。骨折通常需6周愈合。桡神经麻痹和肱骨干骨折有关。桡神经功能可以通过让患儿伸拇指、伸指和伸腕来进行检查。在第一指蹼背侧检查桡神经感觉。

肱骨远端髁上骨折

肱骨远端通常有一个30°的前倾。在侧位像上，沿肱骨前侧皮质向下画一条线。这条线在肘关节平面应平分小头。髁上骨折（图18.8）以及桡骨头／颈骨折

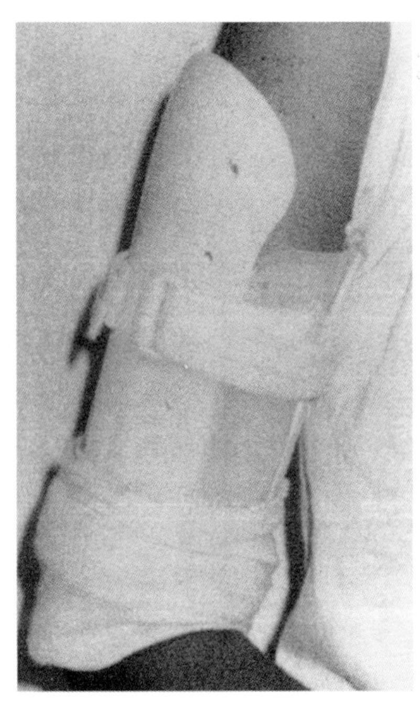

图18.7　轻便、弹性的功能支具有助于维持力线和允许早期恢复活动，尤其是对大龄儿童和青少年。

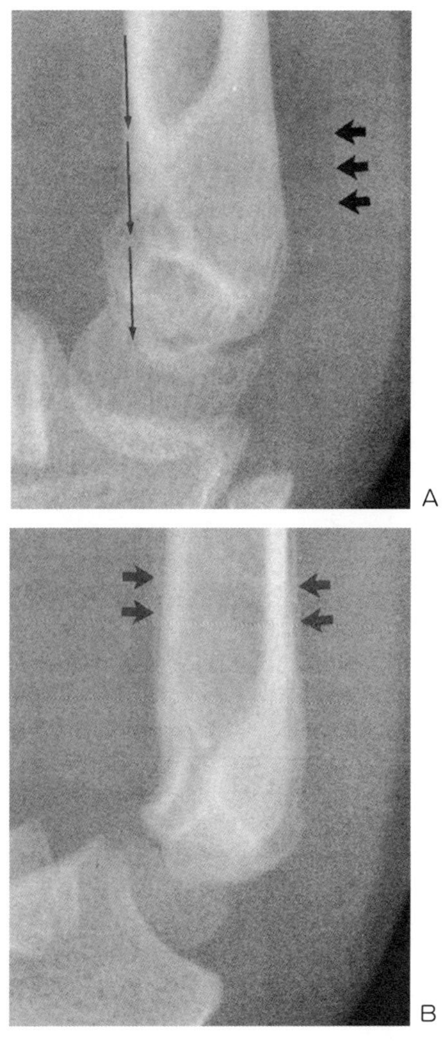

图 18.8　髁上骨折。A：肱骨前缘线（细箭头所示）正常穿过肱骨小头骨化中心之处。同时显示了尺骨鹰嘴后移位脂肪垫影（粗箭头所示）。B：伤后3周，在前后侧皮质（箭头所示）出现新的骨膜骨形成。由于初次X线片未见明确的骨折线，因此新的骨形成证实了起初对骨折的怀疑。

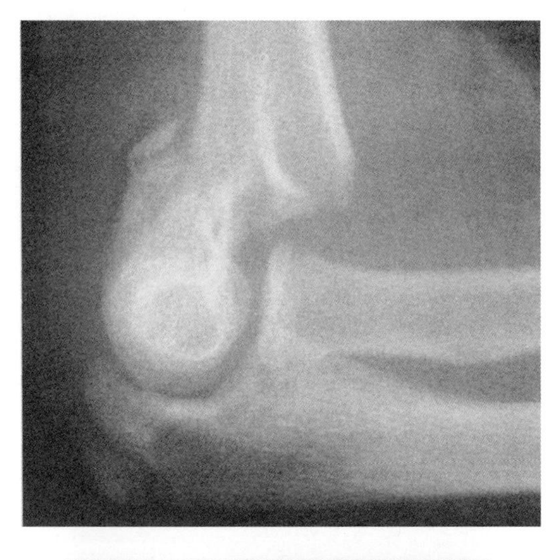

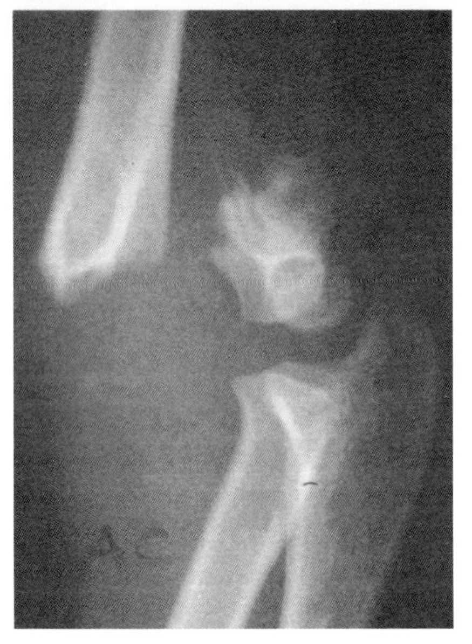

图 18.8（续） C：II 型。移位的髁上骨折侧位像显示后侧皮质完整。远端骨块存在旋转和成角。D：III 型。完全移位。两骨块之间无接触。C 和 D 需骨科会诊，进行复位。

(图18.9) 有时在X线片上不显影。后侧脂肪垫 (船帆征) 表现为肱骨远端后侧的暗影。它是由骨折造成的关节积血引起的。积血使隐藏在肘滑车后侧的脂肪垫浮起并在X线片上可见。前侧脂肪是正常的且不代表骨折。如果肱骨远端无压痛，确认触压桡骨头。桡骨头和颈骨折可接受的成角范围是30°。

桡骨远端弯曲骨折

桡骨远端弯曲骨折 (图18.10) 是儿童最常见的骨折，是由于跌倒时手伸直撑地，造成桡骨远端“弯曲”

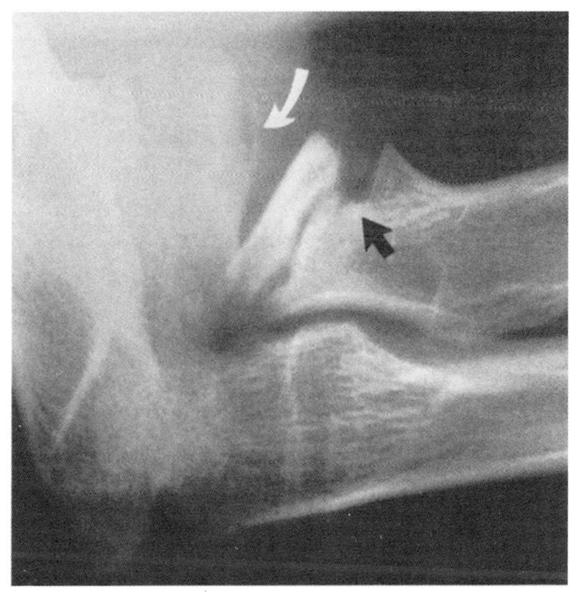

图18.9　成角应力畸形。12岁投手桡骨头及颈前成角。前部骺板存在一些正常生长板破裂的征象（黑色箭头所示）。同时肱骨小头显示分离性骨软骨炎的X线表现（白色箭头所示）。

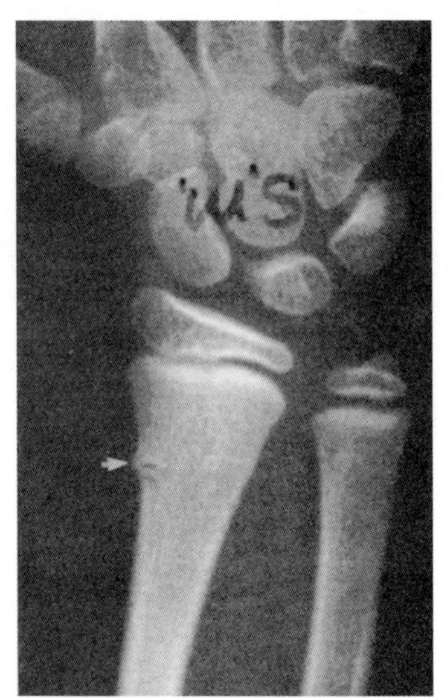

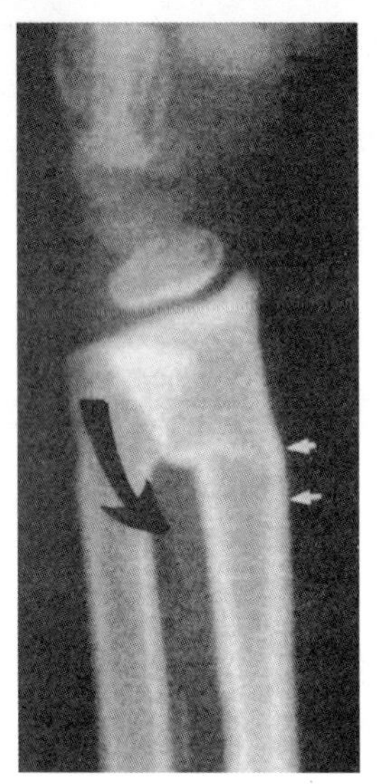

图 18.10　干骺端生物力学表现。A：翘棱骨折。薄皮质的简单隆起（箭头所示）。B：压缩性青枝骨折。背侧皮质成角（大弧形箭头所示）。掌侧皮质完整但有轻度塑性变形（小白色箭头所示）。

而引起的。这些骨折是稳定的，但有移位的倾向。用短臂石膏管型固定4周治疗。

腕骨骨折

儿童腕骨骨折不常见。上肢过伸位跌倒是最典型的损伤机制。舟骨骨折（图18.11）是最常见的腕骨骨折。临床上通过鼻烟窝区压痛诊断。鼻烟窝区压痛需要拇指人字形石膏管型固定至少2周并复查舟骨X线片。通常2周时的第二张X线片可见骨折影。这种骨折需要短臂石膏管型固定6周。

掌骨和指骨骨折

无移位的掌骨和指骨骨折通常可用尺侧槽形夹板治疗。固定的位置是掌骨屈曲90°，远端及近端指间关节伸直。

骨盆及股骨干骨折

骨盆骨折少见，多为高速创伤引起。应将这种骨折患儿送至创伤中心会诊，以排除其他合并损伤。

股骨骨折应立即会诊。

髌骨骨折

髌骨骨折常为直接暴力所致。多表现为无移位，用膝关节制动装置治疗。维持固定4周，然后开始练习关节活动。有一种髌骨变异（即双分髌骨）经常与骨折的

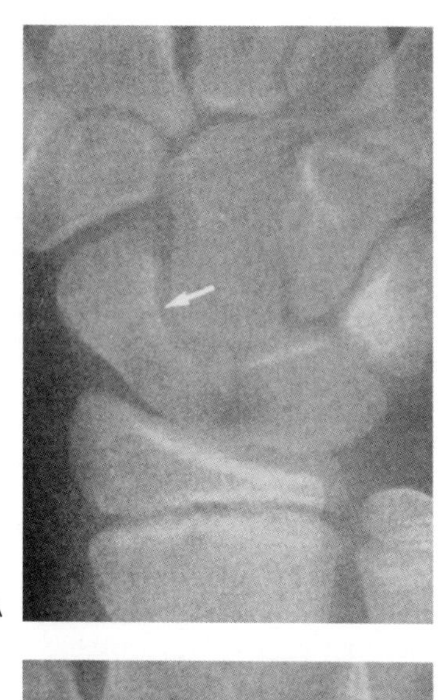

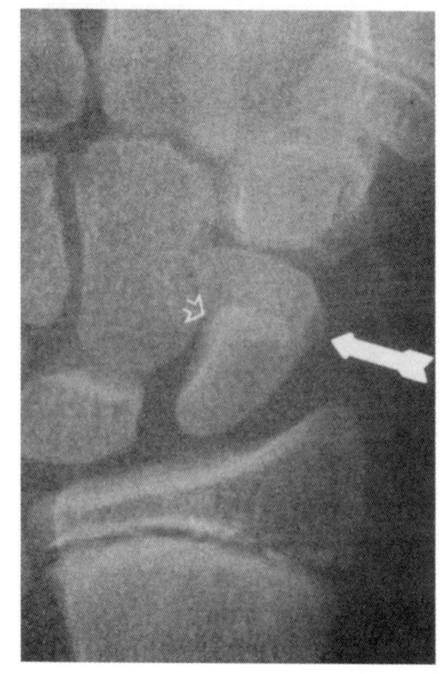

图 18.11　A：舟骨中段腰部一显影的骨折线。B：与前 X 线片对比，这个中段腰部骨折位于中、远 1/3 交界处。由于远端骨块的移位，舟骨和头状骨之间的关节已出现不一致（开放箭头所示）。远端部分有轻度的粉碎（闭合箭头所示）。

髌骨相混淆。这是由于髌骨上外1/4未融合。多为双侧。没有骨折所表现的点压痛。

膝关节胫骨棘骨折

关节内髁间隆起部的撕脱骨折（图18.12）表明前交叉韧带已撕脱。如果骨折移位，就应请骨科医师会诊。

胫骨、腓骨和踝部骨折

胫骨近端骨折的治疗方法与股骨远端骨折相同，通过生长板的点压痛诊断。胫骨干无移位的骨折可用长腿石膏管型治疗而无需复位，前提是前后位片成角不超过5°，侧位像成角不超过10°。成角超过上述范围的骨折需要会诊。

对无移位的腓骨骨折用短腿可行走的石膏管型固定6周可获得良好愈合。对所有移位的骨折都应请骨科医师会诊。

足部骨折

距骨骨折常合并缺血性坏死。如果无移位，可以用不负重的短腿石膏管型治疗，至少固定12周。如果骨折存在任何移位，则进行会诊。跗舟骨和楔骨骨折可用短腿可行走的石膏管型治疗，前提是没有移位。

跖骨骨折用与成人相同的方法治疗。第五跖骨基底撕脱骨折（腓骨短肌撕脱）可用木底骨折鞋治疗。

Jones骨折指第五跖骨近端干骺端与跖骨干接合部

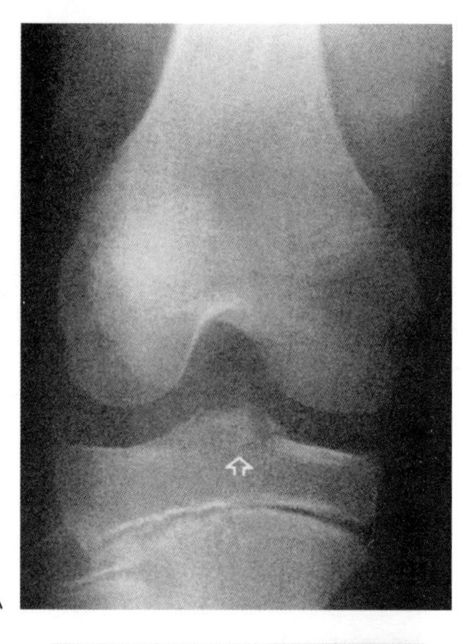

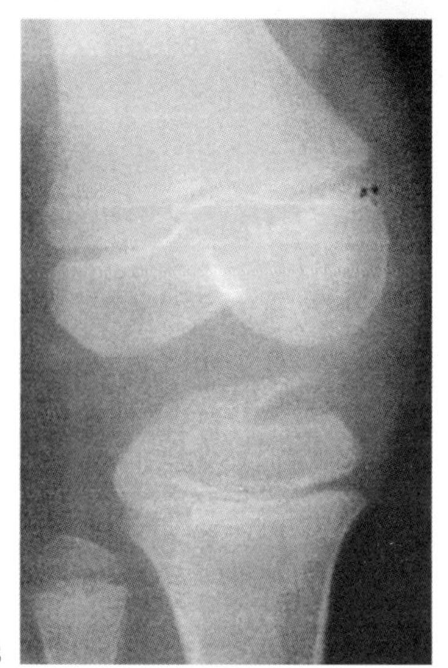

图 18.12 胫骨棘骨折移位分型。A：Ⅰ型骨折，移位很小（开放箭头所示）。B：Ⅱ型骨折，后侧合页完整。

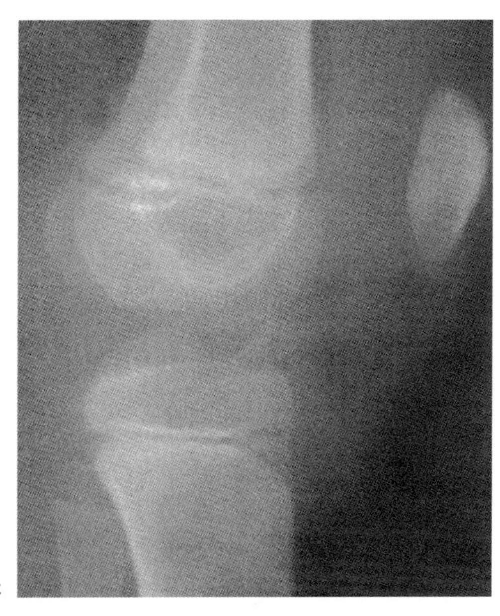

图18.12（续） C：Ⅲ型骨折，完全移位并移向近端。

的骨折。这种骨折可发展为骨不连，应使用不负重的短腿石膏管型治疗，至少固定6周，然后维持石膏管型全负重6周以上。

（刘林涛 译　叶伟胜 李世民 校）

第 19 章

石膏管型

Richard B. Birrer

处理骨折的医师要知道如何使用石膏管型和夹板。石膏不产生过敏反应。与玻璃纤维相比价格低廉，最适合于被固定部分的塑形。使用时可戴手套，也可不戴。它的缺点是干燥慢，而且获得完全强度的时间长。一旦干燥后如果被弄湿其强度将显著降低。石膏弄湿时非常重，干燥后变轻。因为它部分不透 X 线，所以 X 线片上骨的细节可能被隐藏。

玻璃纤维质量轻，防水，而且使用持久，但需要密封包裹。使用时必须戴手套。它不像石膏容易弄脏，而且遇水后干燥迅速，只需10分钟。它比石膏贵3倍，但由于其强度高，需用量很少。玻璃纤维透 X 线，而且重量更轻。

石膏管型的应用

可以用管形弹力袜（图19.1和图19.2）包裹皮肤。另外应在骨突起处放置 Webril 垫。然后选择合适尺寸的石膏卷——下肢使用的是4英寸和6英寸宽的。上肢损伤使用的宽度为2英寸和4英寸。对儿童，根据患儿的大小，下肢选择 2 英寸和 4 英寸，上肢使用 2 英寸。然后打开石膏绷带约10cm（4英寸），将石膏卷和打开的一端一起浸入水中 30 秒，直到气泡停止上升。

使用冷水延长浸泡时间，温水缩短时间。然后小心地从水中拿出石膏并用手指和拇指轻轻地拧绷带以挤

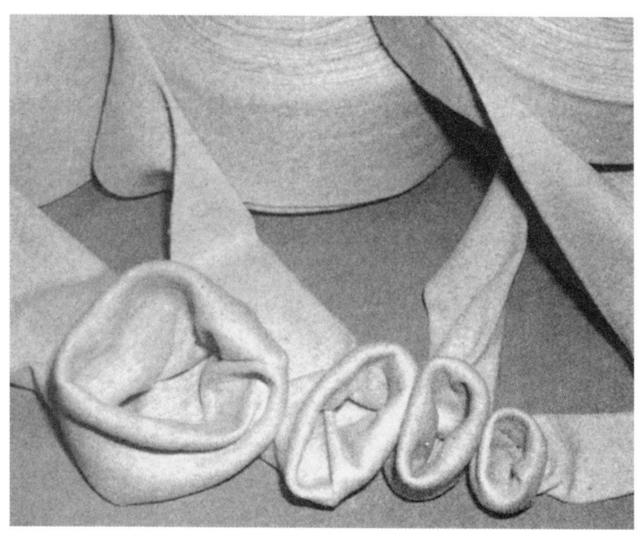

图 19.1　用于石膏管型末端定界和修饰的管形弹力袜，它还有许多其他用途。其可用的宽度从 2 英寸到 12 英寸。

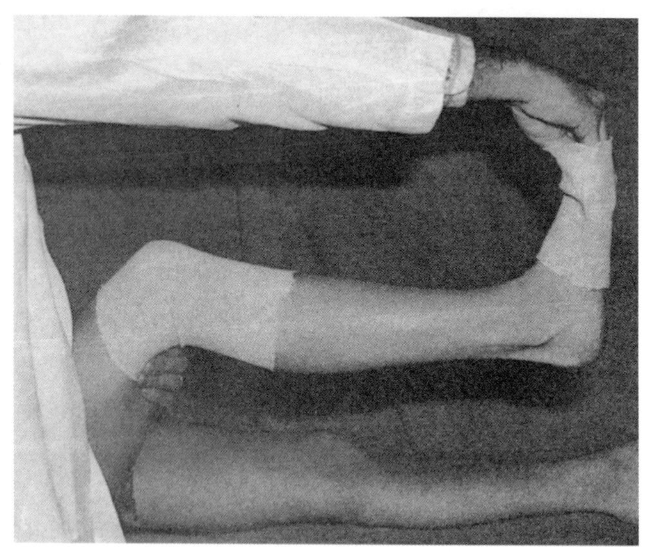

图 19.2　管形弹力袜用于修饰短腿石膏管型末端。

出水分（图19.3）。然后将其环绕局部制成管型。湿的石膏绷带应从远端向近端缠绕，从而减少静脉充血，并使绷带更光滑。要保留一个3cm长Webril厚垫突出于石膏边缘。在肢体周径增大部（前臂近端和小腿腓肠部）将湿石膏绷带做褶（图19.4和图19.5）。将宽度的50%重叠使石膏双层，60%重叠制成3层。在近端和远端边缘折叠Webril垫使边缘光滑，手指和足趾能完全活动（图19.6）。准确地按肢体缠绕，然后对石膏进行抹光和塑形（图19.7）。

损伤的肢体应在髋、膝分别屈曲90°下置于折叠的毯子上。常规检查神经血管状况。患者应在第二天回来复查以检查肢体和石膏管型。应给予患者一套有关石膏管型的指导材料，以使其了解危险的指征。包括石膏

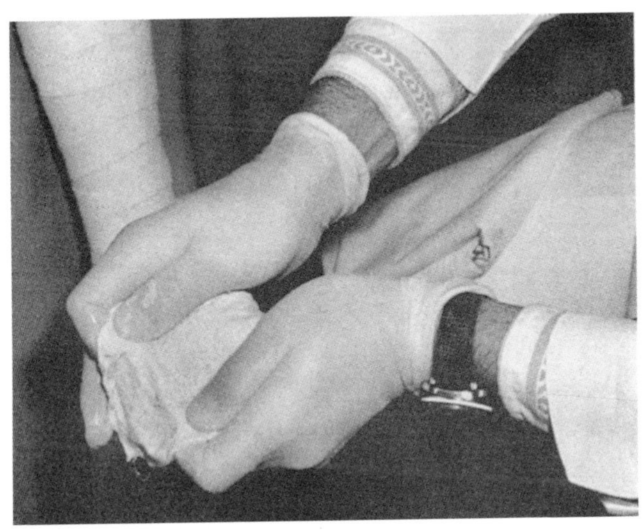

图19.3　从两端轻轻地挤出石膏卷中的水分。拧或攥石膏卷将使石膏粉大量丢失。

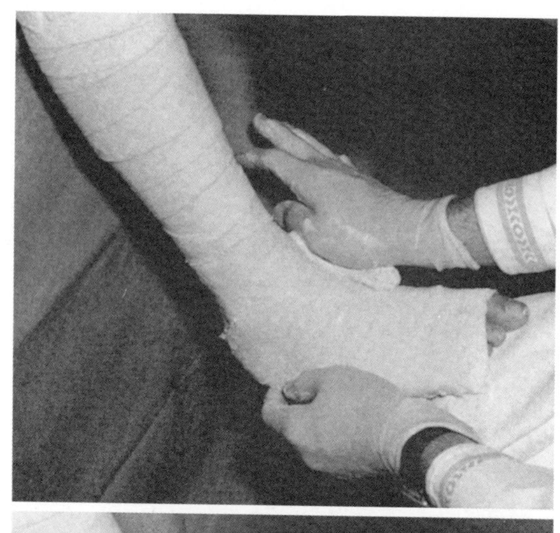

A

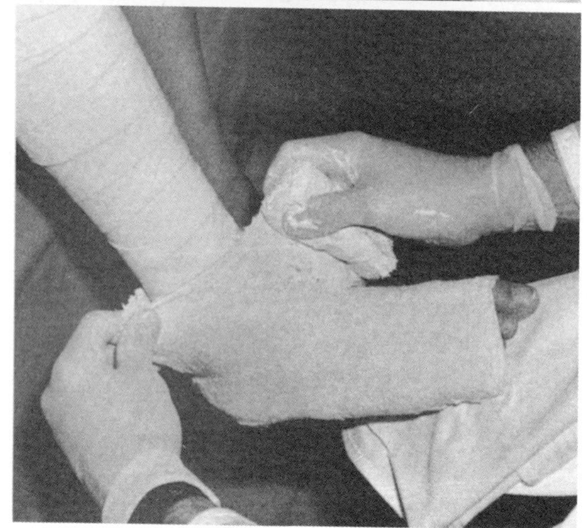

B

图 19.4　A：在跖骨头用 4 英寸宽石膏卷开始；用此卷缠绕足和踝。注意是推石膏卷，不是拽。B：改变石膏卷方向，将前边的一端置于你想缠绕的方向。这样石膏绷带产生一个松弛的角，在这里注意医师的左手。用左手做一个褶并将其光滑地贴于小腿的后侧。若要方向显著地改变，则用右手提石膏卷，但一般将石膏卷留在肢体上滚动。

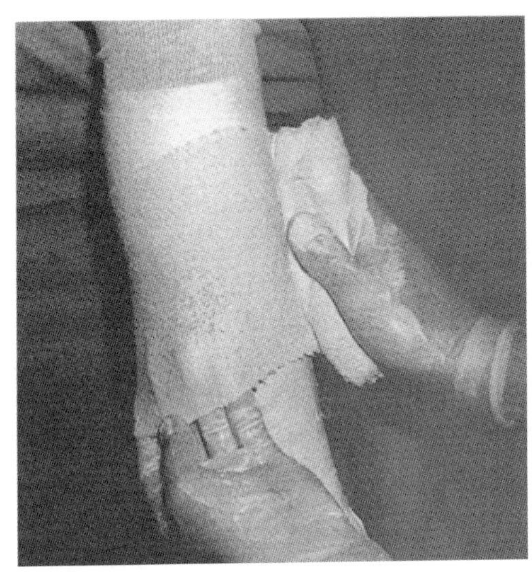

图19.5　在肢体的中段，将手在石膏绷带靠近的一边下滑动做褶，直到它绕完肢体长轴。将皱褶光滑地贴于后侧并继续缠绕。

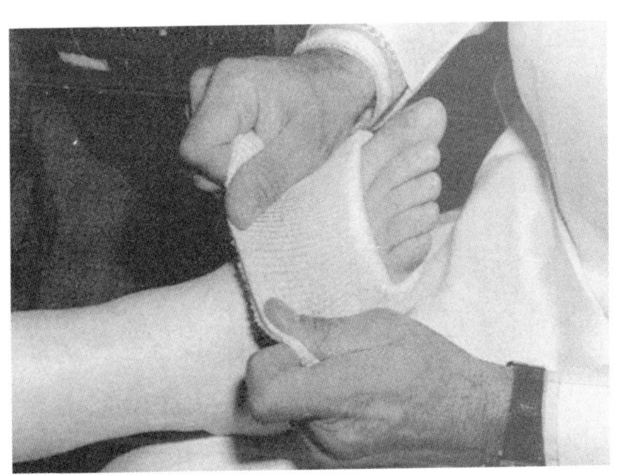

图19.6　在使用管形弹力袜时，在靠近跖骨头的远侧修整石膏管型边缘，卷回一 Webril 层以衬垫石膏管型的末端，卷回管形弹力袜，用环状石膏管型外层固定。

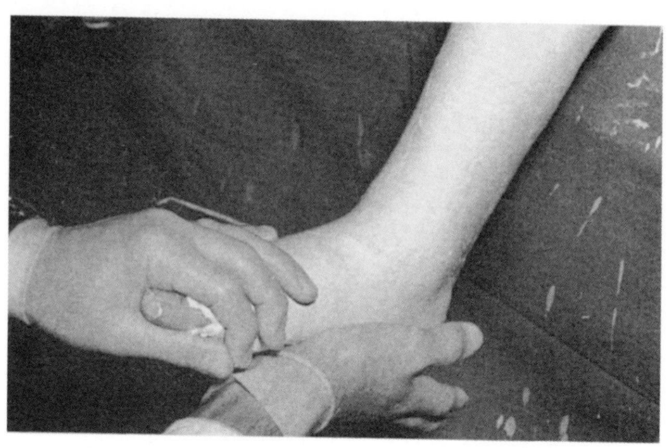

图 19.7　一旦所有石膏缠绕完毕并抹平，开始足部塑形。恢复足部长、宽尺寸。

管型护理和肢体练功的信息。

夹板的应用

在下列情况下使用夹板：

· 补充环形石膏管型以加强高应力区（如在关节处）。

· 对软组织损伤或骨折处的初始固定，因为夹板使用容易，而且对肿胀的肢体比石膏管型更多容纳空间。

夹板可做成环形绷带形状，这样使用时间长，或者将多层绷带像夹板一样使用。从盒子里取出需要的长度并切断。用石膏卷做夹板要使用一个平坦、干燥的表面，在其上面铺开材料并向后向前反复重叠，做成合适长度和厚度的夹板。首先用管形弹力袜和 Webril 垫保护皮肤和骨突起部。夹板体置于垫上，保留远、近端各4cm夹板体。然后将这些软垫边缘卷回，形成光滑的垫的边缘。用湿的石膏卷或玻璃纤维卷固定夹板，使用时从远端向近端加压缠绕，因为这个方向有助于缓解肢体的肿胀。管型近端和远端边缘折回并用外卷抹平定型（图19.4～图19.6，图19.8～图19.15）。

石膏管型或夹板的去除

用剪子剪断衬垫和Ace外层便可很容易地去除夹板。在去除石膏管型时因为有可能损伤患者皮肤而变得比较困难。最好由助手扶住管型以防止患者移动。

石膏管型用摆锯去除，它有几个样式。由于震动和噪音，患者，尤其是儿童患者害怕用锯切割。只要锯不朝向皮肤，便不会造成损伤。如果皮肤很薄且易损，如

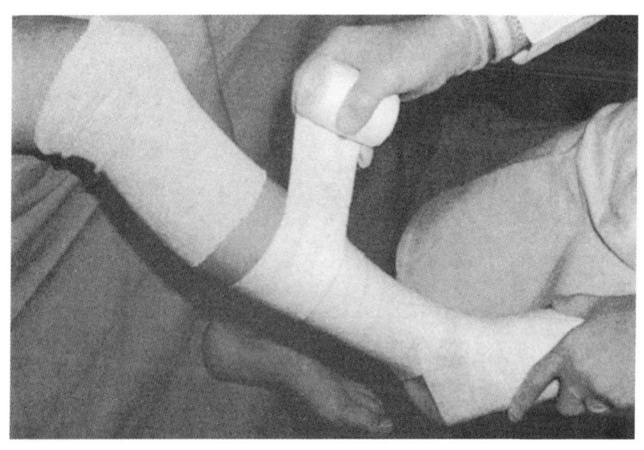

图19.8　Webril的应用。持Webril离开肢体并拉紧，以做成一光滑的2～4层厚的外层。

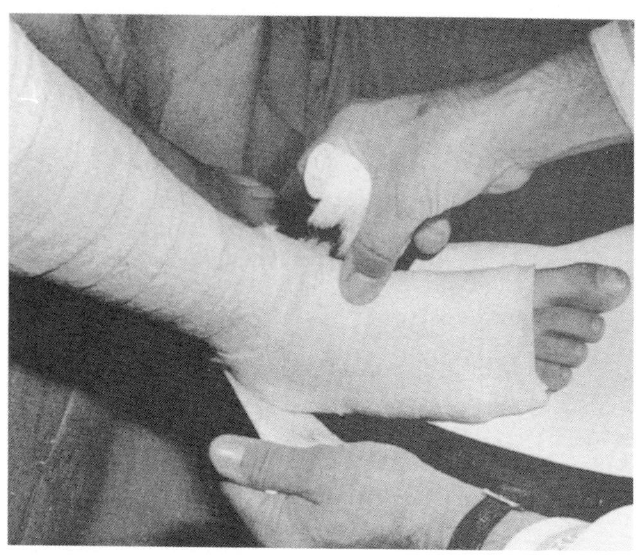

图 19.9　用单独的 webril 条垫足跟。

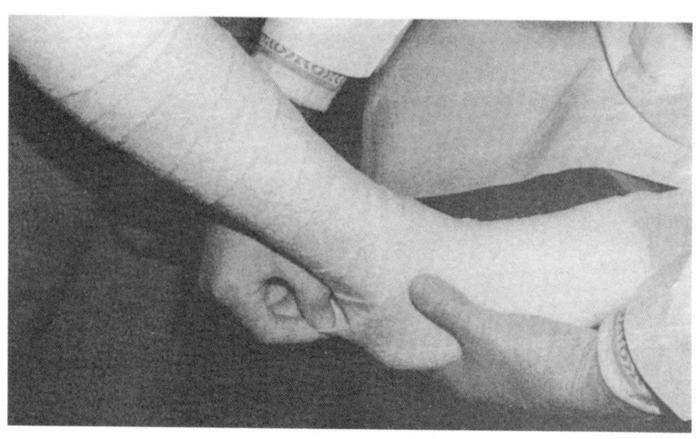

图 19.10　当使用 Webril 时，松弛的边缘可简单地拉开铺平。

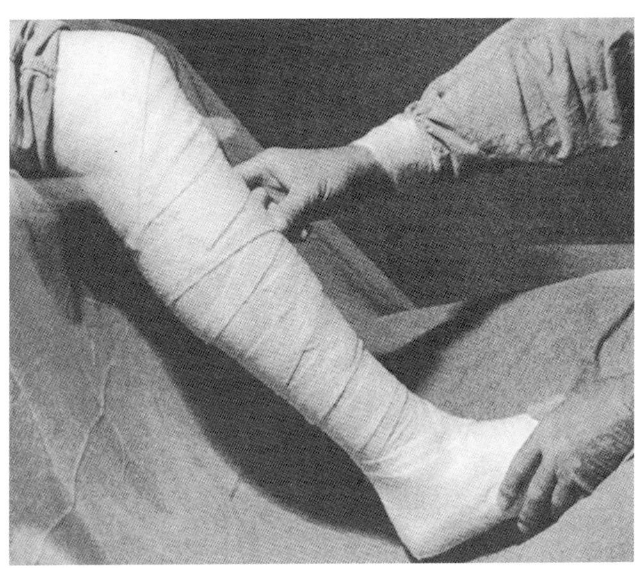

图 19.11　Webril 垫已完成。

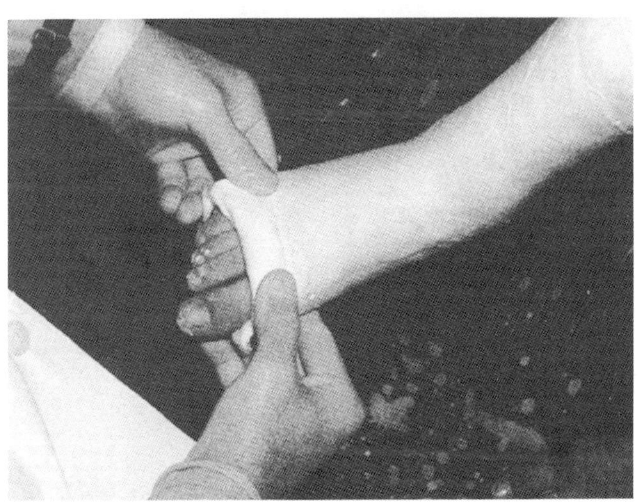

图 19.12　如果不使用管形弹力袜，在外侧和内侧切开 Webril 和石膏，将其翻转做成一软口，然后用几卷新石膏固定。

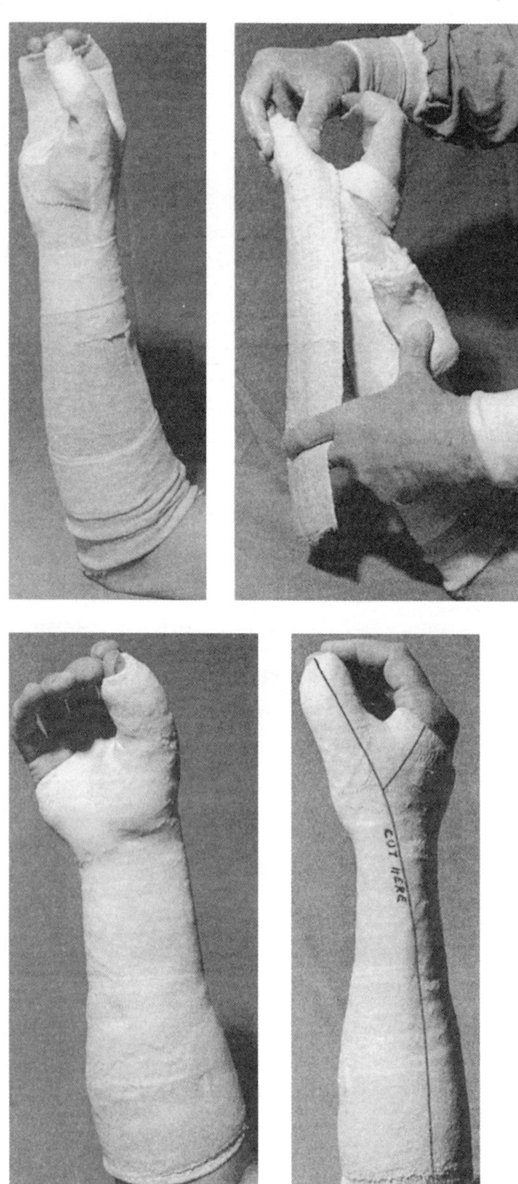

图 19.13　短臂拇指人字形石膏管型。

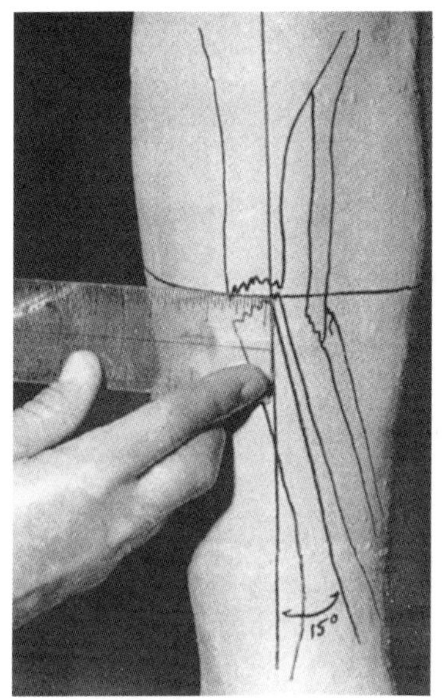

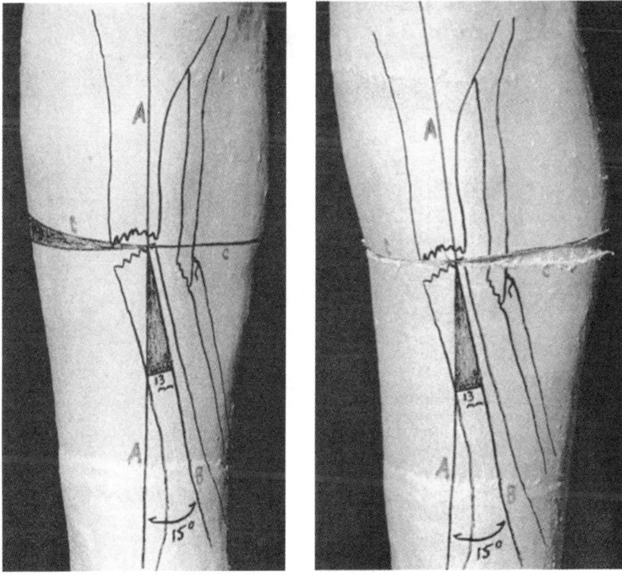

图 19.14　以中央为枢点楔形截开石膏管型。

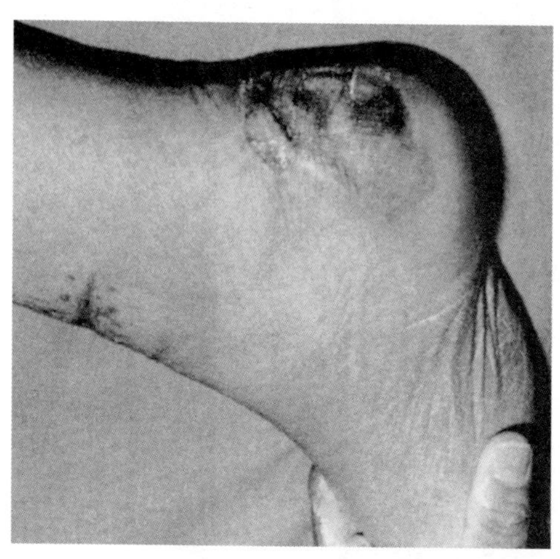

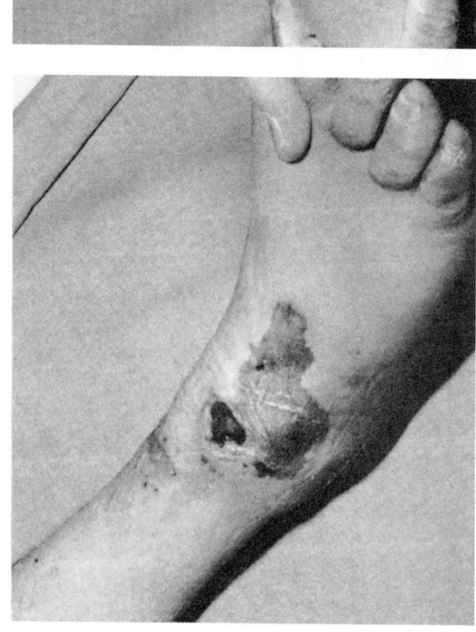

图19.15　胫骨近端骨折患者多发损伤且昏迷3天，用长腿石膏管型固定，引起足背及足跟处压疮。尽管开始时对石膏管型的应用可能正确，但随后由于管型内肢体肿胀，且患者缺乏主诉，导致压迫性溃疡。这些全厚的溃疡导致跟腱、跟骨外露以及踝部伸肌腱的完全外露，需重塑手术治疗。这些问题可通过用石膏托并于开始时宽大塑形，或者使用夹板并经常检查踝部皮肤加以避免。

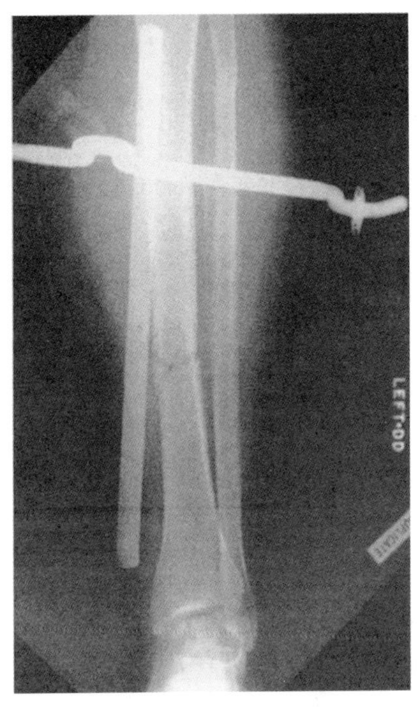

图19.16　在稳定性骨折中（如此例横断骨折），短缩问题比较罕见，但必须仔细护理以避免成角和旋转。

老年患者或风湿性关节炎患者，皮肤损伤的风险将增加。如果患者昏迷，特别是锯片比较热的话，可造成皮肤的严重损伤。

选择切割部位，避开骨突起部。在绷带和皮肤之间仔细引导锯片。然后一点一点地、规律地切割，不要切入皮肤。应持好管型摆锯以使锯片没有接触皮肤的可能。只切开石膏。垫随锯摆动，不要切它。锯片可变得很热，要让它冷却下来。钝的锯片很快变热。将石膏管型切成两瓣便很容易卸下。在使用摆锯时，锯片必须要一直远离电线以避免损坏。石膏管型的两半可用管型撑开器分开。在取下管型时，必须小心不要在活动的骨折部位或僵直的关节上撬。管型的后半侧可用来移动患者去拍 X 线片，并用做可去除的夹板以使关节定期活动。去除石膏管型时可用皮肤洗剂软化皮肤，因为管型妨碍了正常的脱屑。多次洗涤后皮肤变软，干燥的表层石膏破裂脱落（图 19.16）。

（刘林涛 译　叶伟胜 李世民 校）

参考文献

Bucholz RW, Heckman, eds. *Rockwood and Green's fractures in adults*, 5th ed. Philadelphia: Lippincott Williams & Wilkins, 2002.

Canale ST. *Campbell's operative orthopaedics*, 10th ed. Vol 3. Philadelphia: Mosby, 2003.

Chapman MW, ed. *Chapman's orthopaedic surgery*, 3rd ed. Vols 1–4. Philadelphia: Lippincott Williams & Wilkins, 2001.

Eiff MP. Management of clavicle fractures. *Am Fam Physician* 1997;55(1):121–128.

England SP, Sundberg S. Management of common pediatric fractures. *Pediatr Clin North Am* 1996;44(1):991–1012.

Hatch RL, Hacking S. Evaluation and management of toe fractures. *Am Fam Physician* 2003;68(12):2413–2418.

Moehring H, Greenspan A. *Fractures: diagnosis and treatment*, 4th ed. Philadelphia: McGraw-Hill, 2000.

Perron AD, Brady WJ, Keats TA. Management of common stress fractures. When to apply conservative therapy, when to take an aggressive approach. *Postgrad Med* 2002;111(2):95–96, 99–100, 105–106.

Perry C, Elstrom J. *Handbook of fractures*, 2nd ed. Philadelphia: McGraw-Hill, 2000.

Sanderlin BW, Raspa RF. Common stress fractures. *Am Fam Physician* 2003;68(8):1527–1532.

Solomon L, Nayagam D, Warwick D. *Apley's system of orthopaedics and fractures*, 8th ed. London: Butterworth-Heinemann, 2001.

Strayer SM, Reece SG, Petrizzi MJ. Fractures of the proximal fifth metatarsal. *Am Fam Physician* 1999;59(9):2516–2522.

Townsend DJ, Bassett GS. Common elbow fractures in children. *Am Fam Physician* 1996;53(6):2031–2041.